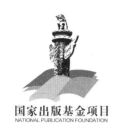

基于器官系统的 PBL 案例丛书

PBL 学生版案例集

U0233579

丛 书 主 编　边军辉

丛书副主编　林常敏　陈海滨　张忠芳　辛 岗

丛 书 秘 书　孙绮思　洪 舒

分 册 主 编　林常敏　陈海滨

分册副主编　张忠芳　辛 岗

分册编委（按姓名汉语拼音排序）

边军辉	蔡键玲	陈海滨	陈式仪	陈小璇
高分飞	归 航	洪 舒	胡 军	黄月君
黄展勤	姜红岩	李春燕	李冠武	李吉林
李 鹏	李伟中	李 雯	李晓昀	林常敏
林海明	林润华	林少达	林 艳	刘 斌
刘 静	刘淑慧	刘淑岩	刘 伟	刘潇强
龙 廷	卢锦萍	彭炎强	邱晓燕	苏 芸
孙绮思	王革非	王鸿武	魏丽玲	吴北燕
吴 凡	肖 玲	辛 岗	杨杰华	叶 曙
余汉光	曾 萍	曾 琼	张国红	张 莹
张忠芳	赵 迪	郑颖颖	周晓华	庄伟端

北京大学医学出版社

PBL XUESHENGBAN ANLIJI

图书在版编目（ＣＩＰ）数据

PBL 学生版案例集 / 林常敏，陈海滨主编 . — 北京：
北京大学医学出版社，2020.8
（基于器官系统的 PBL 案例丛书 / 边军辉主编）
ISBN 978-7-5659-2246-6

Ⅰ．① P… Ⅱ．①林… ②陈… Ⅲ．①临床医学—病案
—医学院校—教材 Ⅳ．① R4

中国版本图书馆 CIP 数据核字 (2020) 第 151611 号

PBL 学生版案例集

分册主编：林常敏　　陈海滨
出版发行：北京大学医学出版社
地　　址：（100083）北京市海淀区学院路 38 号　北京大学医学部院内
电　　话：发行部 010-82802230；图书邮购 010-82802495
网　　址：http : //www.pumpress.com.cn
E－mail：booksale@bjmu.edu.cn
印　　刷：北京信彩瑞禾印刷厂
经　　销：新华书店
责任编辑：赵　欣　　责任校对：靳新强　　责任印制：李　啸
开　　本：787 mm × 1092 mm　1/16　　印张：25　　字数：512 千字
版　　次：2020 年 8 月第 1 版　2020 年 8 月第 1 次印刷
书　　号：ISBN 978-7-5659-2246-6
定　　价：160.00 元

丛书序

现代医学教育伴随着医学科学的发展和人类认知理论的进步而快速发展。在医学教育领域，教育学对人的学习和认知发展的研究理论——行为主义、认知主义和建构主义理论一直影响着医学教育的过程和结果。

近年来，医学教育改革基于医学学科的发展和教育学的进步，方兴未艾，如火如荼。医学教育从之前的以学科为中心的模式，逐渐转变为以器官系统为中心的模式，这已成为新时代医学教育改革的标志之一。似乎在"时髦"的词语中，医学教育中唯以器官系统为中心才能称之为"医学教育改革"。然而，我们应该清楚地认识到，医学知识的呈现方式以及学生获取并掌握知识的多少和质量，其实并无直接的关联，知识的构建方式才是更重要的过程。

所谓的以学科为中心的课程体系和以器官系统为中心的课程体系均属于知识的呈现方式，所不同的主要在于呈现的角度而已。讨论式教学和案例互动教学则是从学生知识构建的角度出发，着眼于学生知识体系的搭建，这才是未来学生构建自主学习、主动学习和终身学习能力的基础。优化知识的呈现体系，同时加强知识构建体系的改革，才能从知识和能力的层面上帮助学生构建起"网格化"（可以理解为以学科为中心课程的横向模式与以器官系统为中心的纵向模式基础上的整合交叉）的理论和实践知识体系。PBL 正是在知识呈现体系基础上，针对知识构建的教学改革，显然是有利于学生的成长和知识的融会贯通。

PBL 案例的最高境界是来源于临床实践，并加以整理完善。其中包含了建构主义理论指导下的教育思想和理念，包含了结果导向的教育设计，包含了胜任力的目标要求。其在医学教育教学中的重要价值不可小觑。

由于医学科学的复杂性，以何种方式高效率、高水平地传递知识并使学生掌握和应用于医疗实践显得至关重要。

多年来，汕头大学医学院采用多种方式培训 PBL 导师，导师们将经验总结成案例，并加以细致打磨，形成独具特色的 PBL 案例集，着实为已经非常活跃的医学教育领域增加了新的素材；更主要的是，为医学生的学习提供了源于临床实践，同时又升华至理论高度的案例资源，尤其值得欣慰；此外，也为高校教师理解 PBL 和使用 PBL 进行互动式教育，提供了很好的借鉴。

我高兴地推荐本案例从书，并乐意一起学习，进一步推动医学教育领域的学习革命。

北京大学医学部副主任

全国医学教育发展中心常务副主任

2020.6.30

丛书前言

2005 年的一天，温家宝总理看望了著名物理学家钱学森，与他谈到教育问题时，钱先生说："这么多年培养的学生，还没有哪一个的学术成就能够跟民国时期培养的大师相比。为什么我们的学校总是培养不出杰出的人才？"这就是广为人知的"钱学森之问"。这一问题本身就十分重要，因为在日益全球化的今天，国家之间的竞争是杰出人才之间的竞争，说到底就是各国教育质量之间的竞争。因此，找到解决这一问题的有效方法更为关键，这关系到民族的前途和命运。

从 2002 年起，汕头大学医学院就开始实行医学教育的大胆改革，率先打破传统医学学科间的界限，建立了以人体器官系统为基础的整合课程体系。经过多年的实践，这一代表"以学生为中心"现代教育理念的措施和成效在 2009 年获得了教育部临床医学专业认证专家的认可。学院师生更是再接再厉，在全英文授课的医学教育在国内普遍前途惨淡的背景下，创建全英文授课班，引入美国执业医师资格考试（United States Medical Licensing Examination，USMLE），有效地扩大教育国际化的规模，在病理、临床技能、教师培训等领域创新，于 2014 年获得国家级教育成果一等奖。

中国的教育必须通过改革才能摆脱"钱学森之问"的局面。随着科技日渐进步和知识更新步伐的加快，学生了解和记忆知识已经不再是教育所追求的目标。培养具有深度学习、提出和解决问题能力，兼具岗位胜任力和创新能力的学生才是现代教育的宗旨。学校必须放弃将毕业生的知识水平、考试成绩作为衡量教育产出的一贯做法，而要将教育的长远效果——毕业生的潜力、职业素质和终身学习能力——作为最准确的衡量标准。因为前者是技术学校的目标，而后者才是能培养出大师的高水平大学的目标。

汕头大学医学院决心举办"主动学习班"，吸取国外先进医学院校（如加拿大 McMaster 大学）的成功经验，让医学生能有机会选择问题导向学习（problem-based learning，PBL）方式，在教师的辅导下，利用生活及临床的情景作为案例进行深度学习，培养学生自主学习、独立分析、有效沟通能力和团队精神。新教学大楼配备的符合 PBL 理念的优质设施也为这一教育改革措施的成功奠定了基础。

据我所知，在中国的医学院校中这是个创举。首先我必须感谢拥有"国家教育兴亡，你我匹夫有责"勇气和专业精神的各位同事，也特别感谢在亚太地区推广 PBL 理念和实践多年、获得同行尊重的关超然教授为我们把脉和指导。我更要感谢那些愿意加入"主动学习班"的同学，因为他们将为中国医学教育的发展提供最直接的数据和宝贵的经验。

即使在国外，PBL 案例也是每个学校的"传家宝"，轻易不肯示人，也因为大家对 PBL 案例的认知是，一旦传到学生手中，案例将失去教学功能。PBL 案例如此"难产"，如此宝贵，基于器官系统模块的 PBL 案例集更是稀罕，我们该如何珍藏这批"宝贝"呢？受关超然教授撰写的案例编写著作——《问题导向学习（PBL）平台之建构——案例设计、撰写技巧、参考实例与审核机制》大受欢迎的启发，核心小组讨论后决定：我们公开分享它们。

——"汕头大学是中国教育试验田。"
——"汕头大学医学院应该为中国的医学教育发展贡献她的力量。"
这是汕头大学的使命，也是我们给主动学习班学生做的最好的榜样。

"钱学森之问"是个重要问题。令人振奋的是，汕医师生将通过"问题导向学习"，为破解这一问题找到有效的解决办法。

边军辉

汕头大学医学院原执行院长

丛书编写思路

汕头大学一直致力于引入国际先进的教育理念和教学模式，被誉为"中国教育改革试验田"。在医学教育方面，继 2002 年打破传统基于学科的课程模式后，汕头大学医学院（以下简称汕医）没有停下探索的脚步，在人才培养模式上又提出新的问题：中国医学生是否可以打破传统"填鸭式"教育模式，推行"问题导向学习"模式？为此，汕医人进行了 10 余年的准备，最后于 2015 年开设"主动学习班"。在这个过程中，汕医聘请了关超然教授为资深教育顾问，协助构建了完善的 PBL 导师培训流程和管理制度，先后培养了 100 多位 PBL 带教小组老师，也产生了一批高质量的 PBL 案例。随着主动学习班课程的推进，每个模块都开发了与课程相应的 PBL 案例，以上努力为"主动学习"理念的实践奠定了基础。在实践过程中，师生的教与学理念发生了巨大变化，感受到"主动学习"的巨大魅力。

我在一个偶然的机会与后来任本丛书责任编辑的赵欣主任谈起，由此产生了组织这套"基于器官系统的 PBL 案例丛书"的想法。这个想法很快得到模块负责人毫无保留的支持。他们还从使用者的角度，提出在一部分案例后加入 PBL 带教前、带教后会议记录以及学生使用反馈、使用结果。通过参与带教会议老师畅所欲言的"絮叨"，使不熟悉 PBL 模式的教师拿到书后，也可以没有任何障碍地组织教师、学生使用这些案例，少走我们走过的弯路，躲过实施 PBL 过程中的"坑"。通过"PBL 课后学生对案例的反馈"，读者可以跳出教师视野的局限性，审视学生视角下课程的实施效果及学生的学习感受，这在传统教学模式中常被我们忽略，但将是改革医学教育的一个重要抓手。模块负责人的支持给了我们莫大的信心，要知道，撰写一个好的 PBL 案例有时候需要几个月甚至数年的打磨，而且，案例出版后，模块负责人很可能需要重新组织新案例供学生使用，所以，模块负责人、各个案例作者们的这个决定是非常慷慨而且富于奉献精神的，这何尝不是汕医精神呢！

经过十几年的探索和实践，器官系统整合模块课程体系逐步完善。本书第二～五册（注：册序见封底）是基于课程整合后形成的 10 个课程模块的 PBL 案例，模块排列顺序基本与学生学习顺序相同。其中，大部分案例都是临床常见病、多发病，但也有少量是罕见病，目的在于匹配课程模块具体的学习目标，还可让学生看到他们在教科书、考核中都不会遇到的疾病，以及这些罕见病患者和家庭的境遇。第六册是学生版案例合集，设计这一册的初衷是使读者，不论是教师还是学生，都可以在课前撕下当天讨论的一幕，而不会透露后面剧幕的剧情。第一册是 PBL 理念和教师培训，将汕医在主动学习实验班建立初始如何为老师们引入全新的教学理念，如何一步步将老师们从新手培训成能够熟练将此理念贯穿教学全程的过程，一一用文字描述出来。而丛书所配套的视频教程，则是将 PBL 理念、实施过程、评价方式精心表现出来，丰富了理念和实操的传达维度。

如果说 PBL 案例集是汕医领导层、培训者、全体教师努力的结晶，那么，丛书整理过程中"主动学习班"学生编委的加入则是水到渠成的，是这个人才培养模式必然的结果。从"主动学习班"建立第一天起，时任执行院长边军辉教授即提出"为每一个学生提供用脑、用手、用口、用心的机会"的理念。对于主动学习班的学生，老师们的共识是抓住各种可能的机会让学生参与教与学的所有过程，在实践中培养学生终身学习、团队合作、领导力等岗位胜任力。为此，丛书编写过程中我们邀请了 2015 和 2016 级主动学习班学生加入，学生编委的主要任务是整理他们学习过的案例学习目标、从学生角度进行案例评价和书写使用感想。类似这样的实践模式在主动学习班非常常见，在这样的实践活动中，我们与学生既是师生关系，也是同事关系，我们会教学生怎么做、给他们反馈，但同时也不断征求他们的意见，把学生当成工作伙伴，信任他们的能力，鼓励他们成长。在这样的模式中，学生的成长和蜕变是显而易见的，这又不断推动我们纳入更多学生与我们共同工作，因此，在丛书编写后期，学生团队不但进行了格式、文字、标点符号等最后的校对修改，有些新案例甚至请 2015 级学生团队修改，而他们的表现甚至不比老师逊色。本丛书最后的工作是视频拍摄，也是由老师定下模式和主题，由学生挑选案例、编写剧本。总之，对于主动学习班的学生，我们老师共同的看法就是："活交给他们，我们非常放心"；或者换一句我们经常说的："这是一批拿得出手的学生"——用时髦的医学教育术语，叫置信职业行为（entrustable professional activities，EPAs）。作为老师，我们是骄傲而自豪的，有时候也惭愧，因为和他们共同成长的过程中，我们也常常感觉到自己的不足，从学生身上也学习到很多，他们也是我们的良师益友。

本案例丛书的编写已经到了最后阶段，即将接受各位教育专家、学者、老师、同学们的审阅，想到此，内心难免忐忑。但再回想，无论是PBL理念还是主动学习班设立的初衷，我们一直强调"终身学习""在反馈与反思中成长"，因此，无论未来来自于读者的评价是褒是贬，对我们而言，都是成长的过程；如果这些案例以及"主动学习"理念和人才培养模式的探索，能够引起使用者对医学教育现状、教育理念和教学方法的思考，那我们的目的就实现了；如果读者能再有温和或犀利的批评，那就远远超过我们的预期了。

最后再次感谢边军辉教授、关超然教授将PBL和主动学习的种子带到汕医，感谢本丛书的主编团队、各分册主编、各个模块负责人、案例作者们，还有孙绮思、洪舒两位丛书秘书，以及所有参与其中的主动学习班同学在本丛书编撰过程中付出的辛勤劳动。2015年，我们因为"主动学习"这个共同的目标聚在一起，我们用人才培养结果达到一个个教育里程碑，未来，我们还将继续为这个目标共同努力，为"钱学森之问"提供行之有效的答案。

林常敏

汕头大学医学院

目录

感染与免疫模块案例

心血管与呼吸模块案例

疾病机制模块案例

消化与营养模块案例

机体平衡模块案例

神经学模块案例

肌肉与骨骼模块案例

性－生殖－发育模块案例

人体结构模块

案例

PBL 案例学生版

忙中出错

课程名称：人体结构模块

使用年级：一年级

撰 写 者：边军辉

审 查 者：关超然

汕头大学医学院
ShanTou University Medical College

第一幕

　　骨科李医生年轻有为，获著名医学院的博士学位，34 岁就已经是副主任医师，精通各种骨科手术技术。2 个月前，他接诊了来自湖北山区的操着满口浓重乡音的王大妈，患者被诊断为左侧示指狭窄性腱鞘炎，接受封闭疗法后病情没有明显改善。再三考虑下，王大妈接受了李医生提出的左侧腱鞘松解术的治疗建议，于 1 周后在门诊进行。

　　手术那天，李医生排了 4 台门诊腕管松解术，早晨突然又接到 1 台脊柱损伤的急诊手术。脊柱损伤手术进展并不顺利，术后患者几次出现伤口渗血。因此，李医生数次被 ICU 呼叫，在急诊手术楼和门诊楼之间来回奔跑了 3 次，耽误了 4 台门诊手术的时间，只能一个个和患者解释并更改时间。当天下午，李医生在 1 号手术间先做完了 3 台腕管松解术，后来不知道何原因，第 4 台王大妈的手术被临时搬到 2 号手术间，并更换了护士。护士核对时，由于王大妈的浓重乡音而沟通受阻，还好李医生既是患者的主治医生又是湖北人。李医生赶到手术室时，护士已完成患者的前臂消毒工作，但李医生没有看到手术切口标记，以为是酒精消毒时擦掉了；同时还发现没有止血带，让实习医生去找，因此也耽误了口头核对临床资料的时机。

　　这台当天最后的手术，就是他为王大妈做的左侧腕管松解术。

第二幕

手术结束 15 分钟后，李医生书写手术报告，发现做错了手术。他还从来没有遇到这样的事，仿佛心都跳到了嗓子眼儿，就要窒息的感觉。这可如何是好？患者怎么办？医患关系已经如此不好，怎样对家属说明？医院一定会惩罚自己，同科室的其他同事可能也会因事故减少奖金吧！同事如何看我？学生如何看我？医院根据规定必须向上级主管部门报告医疗事故，并受到惩罚，医院领导会怎么看我？李医生脑海里思绪纷飞。同时，他更为自己犯了这样愚蠢的错误，给患者带来的痛苦而陷入深深的自责。

……有那么一瞬间，他甚至后悔学医了。

考虑了 10 分钟：还好！是左侧腕管松解术，如果是腹部或其他大手术……后果更不堪设想！此刻他刻骨铭心地体会到手术三方安全核查的必要性。医学专业的零差错率对任何一位医者的漫长从医生涯都并非易事。希波克拉底誓言——任何时刻都检点吾身，不做各种害人及恶劣行为，终生执行吾之职务——再次在耳边回荡……

李医生终于抬起头来。他拨通了医院患者安全委员会负责人的电话，口头报告了医疗事故。然后，他走到王大妈身边，说："对不起，我给您做错了手术。"

医疗事故后的处理工作是由主管医疗的副院长和医务科负责的。最后，患者家属和医院达成了庭外调解协议。后来，王大妈在另一家医院接受了所需要的左侧腱鞘松解术，手术后的效果良好。

2 个月后，医院扣发李医生的 1 年奖金及岗位津贴，停手术 3 个月。同时扣发当天参与手术其他人员 3 个月奖金及科室负责人 1 个月奖金和职务津贴。之后，李医生查阅医疗事故的国内外文献，结合这段经历撰写论文，发表在一个著名的医学期刊上。

参考资料

1. Wu A. Handling hospital errors: is disclosure the best defense? (editorial; comment)[J]. Annals of Internal Medicine, 1999, 131(12):970−972.

2. Anonymous. Summaries for patients. Does admitting mistakes to patients lead to more lawsuits?[J] Annals of Internal Medicine, 2010, 153(4):12−16.

3. Neily J, Ogrinc G, Mills P, et al. Using aggregate root cause analysis to improve patient safety[J]. Joint Commission Journal on Quality & Safety, 2003, 29(8):434−439.

4. http://www.jointcommission.org/patientsafety/universalprotocol

5. Ring DC, Herndon JH, Meyer GS. Case records of The Massachusetts General Hospital: Case 34−2010: a 65−year−old woman with an incorrect operation on the left hand[J]. New England Journal of Medicine, 2010, 363(20):1950.（附原文）

6. Atul Gawande.清单革命——防范错误，从改变观念开始[M]. 王佳艺，译.杭州:浙江人民出版社，2012.

PBL案例学生版

黑便之谜

课程名称：人体结构模块

使用年级：一年级

撰　写　者：李　鹏

审　查　者：PBL工作组

汕头大学医学院
ShanTou University Medical College

第一幕

　　林先生 50 岁，是某上市公司经理，平时工作压力大，应酬多，饮食不规律，经常喝酒且酒量很大。近半年来，他上腹部时常有隐痛，饥饿时疼痛尤为明显，便自行服用阿司匹林止痛。前一晚，林先生与重要客户应酬时又饮了不少白酒，今早起床时出现头晕、心慌、冒冷汗的情况，其认为仅是饮酒所致。但上洗手间时发现大便呈黑色，才赶紧告诉妻子。细心的妻子留取了大便标本，并陪同丈夫来到急诊科。医生了解病情后，对林先生进行了体格检查。体检测血压 90/60 mmHg，心率 90 次 / 分，体温 37.1 ℃。皮肤无黄染，全身淋巴结未触及肿大，心肺听诊未见异常。腹部稍胀，上腹部轻压痛。肝右肋下未触及，脾未触及，无移动性浊音，肠鸣音 10 次 / 分。

　　2 小时后，检查结果出来了，血常规结果提示白细胞升高，红细胞和血红蛋白下降，血小板正常；粪便常规结果提示柏油样便；隐血试验阳性。初步诊断为"黑便，原因待查"。建议林先生住院检查。林先生担心工作太忙，不想住院。经医生再三沟通，同意住院。

第二幕

　　主管医生让林先生卧床休息，暂时禁食，给予奥美拉唑（洛赛克）等药物治疗，并安排林先生做胃镜检查。林先生不安地来到胃镜室，医生见其面带紧张神色，询问得知林先生对胃镜检查感到恐惧。经医生耐心疏导和解释，林先生才同意配合医生进行检查。

　　胃镜检查发现"十二指肠球部有 2 cm×2 cm 的溃疡，局限于黏膜层"。活检病理报告提示"胃黏膜层细菌培养呈幽门螺杆菌阳性"。经过规范止血、抑酸、抗菌、保护胃黏膜治疗后，林先生的病情得到控制。医生叮嘱林先生要戒酒，注意休息，定期到医院复查。

参考资料

1. 丁文龙，刘学政 . 系统解剖学 [M]. 9 版 . 北京：人民卫生出版社 ,2018.

2. 钟南山，陆再英 . 内科学 [M]. 7 版 . 北京：人民卫生出版社 ,2008.

3. Lau JY, Barkun A, Fan DM, et al. Challenges in the management of acute peptic ulcer bleeding [J]. The Lancet, 2013, 381(9882):2033−2043.

4. Malfertheiner P, Chan FK, Mccoll KE. Peptic ulcer disease[J]. The Lancet, 2009, 374(9699):1449−1461.

5. Sanchez−Delgado J, Gene E, Suarez D, et al. Has *H. pylori* prevalence in bleeding peptic ulcer been underestimated? A meta−regression[J]. American Journal of Gastroenterology, 2011, 106(3):398−405.

6. Barkun A, Leontiadis G. Systematic review of the symptom burden, quality of life impairment and costs associated with peptic ulcer disease[J]. American Journal of Medicine, 2010, 123(4):358−366.e2.

7. Neumann I, Letelier LM, Rada G, et al. Comparison of different regimens of proton pump inhibitors for acute peptic ulcer bleeding[J]. Cochrane Database of Systematic Reviews, 2013, 6(6):CD007999.

PBL 案例学生版

大胆的小丹

课程名称：人体结构模块

使用年级：一年级

撰 写 者：林常敏　归　航

审 查 者：PBL 工作组

第一幕

　　小丹今年 28 岁，当了几年业务员后，他无法忍受天天在外面应酬、高油脂的大鱼大肉的饮食，遂辞职，重返汕头大学商学院就读研究生。和同学混熟后，小丹经常晚上和一群人到东门大学路吃夜宵，他最爱的是烤鸡翅、鱿鱼、羊肉串，总之无肉不欢。第二天匆匆忙忙赶去上课，往往来不及吃早餐。他总是安慰自己夜宵吃得多，早餐少吃一点正好抵消了。他有时候感觉右上腹隐隐作痛，体检时告诉医生，医生检查后说墨菲征可疑阳性，因为时间关系，医生也没有多解释。

　　一天晚上 12 点多，小丹躺在床上看书时，突然出现从后背到右上腹弥散的、剧烈的疼痛。宿舍同学看到他疼得坐不住，满头大汗，脸色苍白，赶紧打车送他到医院。司机见状一路飙车，坑坑洼洼的大学路使车子一路颠簸。小丹疼得在后座打滚，到了红绿灯路口，司机一个急刹车，小丹的疼痛突然就消失了，一瞬间他感觉整个人都轻松了，就像什么事都没发生过一样，随即让司机往回开。回去后 2 个多月疼痛都没发作过。

第二幕

暑假时，小丹在一次晚餐后又出现了一样的腹背痛，基于上次的经验，他拒绝去医院。在床上翻滚了半个多小时，仍没有缓解的迹象，他哥哥实在看不下去了，强行把他背上了车来到附属第一医院急诊科。小丹神情极度焦躁，呼吸短促，断断续续告诉医生2个月前也这样痛过，医生一边询问病情，一边给小丹体检。检查眼睛巩膜和皮肤未见黄疸，腹软，右上腹压痛明显，右肋下触及肿大的胆囊，墨菲征阳性，腰部检查无压痛。哥哥看着小丹痛苦地翻滚，恳求医生，让他赶紧先打止痛针，急诊医生婉拒，但叮嘱护士严密观察病情进展，并抽血查血常规和血清淀粉酶，同时立即安排小丹去急诊二楼做腹部B超。B超检查报告"胆囊结石，结合病史，考虑同时存在胆总管中下段结石可能性大，请结合临床"。

此时，小丹痛得有点神志不清了，哭喊着让医生救救他。医生根据小丹的病史、症状、体征及血清淀粉酶正常，血常规白细胞、中性粒细胞稍高。诊断了"急性胆囊炎合并胆道结石"后，才让护士给患者打了止痛针，继而使用解痉、抗炎治疗。第二天醒来后，小丹又生龙活虎，嚷嚷着要回家了。医生叮嘱小丹注意饮食清淡，1个月后门诊复查，必要时行微创手术切除胆囊。

参考资料

1. 丁文龙，刘学政. 系统解剖学 [M]. 9 版. 北京：人民卫生出版社，2018.

2. 李玉林. 病理学 [M]. 8 版. 北京：人民卫生出版社，2013.

3. 陈孝平，汪建平. 外科学 [M]. 8 版. 北京：人民卫生出版社，2013.

4. 葛均波，徐永健. 内科学 [M]. 8 版. 北京：人民卫生出版社，2013.

PBL 案例学生版

力不从心

课程名称：人体结构模块

使用年级：一年级

撰 写 者：边军辉

审 查 者：PBL 工作组

汕头大学医学院
ShanTou University Medical College

全一幕

　　王雪今年 14 岁，生性活泼，学习成绩优秀，因乐于帮助他人，深受同班同学的喜爱。她爱好体育活动，因身高优势最近还通过了校排球队的第一轮选拔。许多同学都来祝贺，很羡慕她。王雪高兴极了，积极参加了接下来校排球队为期 1 周的课后训练，为第二轮选拔做准备。这天是最后一次课后训练，第二天就是第二轮正式选拔的日子，关心她的同学们都来观看。但王雪在 1500 米试跑中明显慢了下来，她又急促地赶了几步。同学们看到她突然停住，缓慢地倒在操场跑道上。迅速赶到她面前的同学看到她满脸是汗，嘴唇发紫，说不出话来。同学们与校医一起马上将王雪送往人民医院急诊室就医。

　　医生对王雪进行了仔细的身体检查，发现她血压 122/82 mmHg，呼吸 15 次 / 分，心率 83 次 / 分，双眼瞳孔大小一致、对称，对光反射正常。王雪意识清醒，回答问题语言能力正常。她向医生承认，其实从第一天课后训练开始，她就感到有点头晕、心跳加剧，但这些症状与逐渐加重的活动强度有关，充分休息后就会缓解和消失。她叮嘱医生千万不要将情况告诉学校老师，深怕这会影响到她通过第二轮选拔的机会。

　　为进一步明确诊断，医生进行了一系列心脏影像检查，其中多层 CT 冠状动脉造影检查发现，王雪的右冠状动脉起源于肺动脉干，而左冠状动脉起自升主动脉（图 1、图 2）。

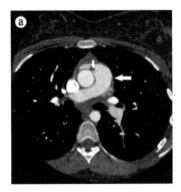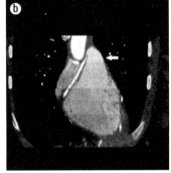

图 1　大箭头指肺动脉干，小箭头指右冠状动脉的起点

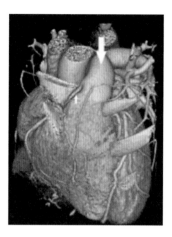

图 2　大箭头指肺动脉干，小箭头指右冠状动脉的起点

参考资料

1. Williams IA, Gersony WM, Hellenbrand WE. Anomalous right coronary artery arising from the pulmonary artery: a report of 7 cases and a review of the literature[J]. American Heart Journal, 2006, 152(5):1004.e9 - e17.

2. Rowe GG, Young WP. Anomalous origin of the coronary arteries with special reference to surgical treatment[J]. The Journal of Thoracic and Cardiovascular Surgery, 1960, 39:777 - 780.

PBL 案例学生版

血尿之源

课程名称：人体结构模块

使用年级：一年级

撰 写 者：李　鹏

审 查 者：PBL 工作组

汕头大学医学院
ShanTou University Medical College

第一幕

　　廖小波是广东某乡村电缆厂销售经理，44岁。妻子是家庭主妇，3个儿子都在上学，经济压力较大。廖经理为了提高销售业绩，增加收入，经常到全国各地推销产品。他工作紧张、劳累；饮食不规律且饮水少，工作中应酬很多，经常要陪客户喝酒。前晚他去外地出差，陪客户晚餐时喝了很多酒，晨起又匆匆赶火车前往下一个销售点。上车后他发现尿液颜色较深，且在路上总是尿急，不停地去洗手间，但每次尿量并不多，伴腰酸。想到加多宝可以降火，就喝了好几瓶，但情况并未见好。与同事说起，同事马上在网上查了一下说："可能是尿路发炎了，吃点消炎药就会好了。"

第二幕

廖经理到了目的地，去药店买了店员推荐的消炎药（氟哌酸）服下。随后辗转与客户洽谈业务，在一次小跑后突然出现右侧腰部剧烈的绞痛并向下腹及会阴部放射，同事将其送往附近医院急诊科就诊。医生询问病情后进行体格检查，发现患者肾区有叩击痛，又问："以前有没有出现类似的情况？"廖经理说："大约从 2 年前开始，时有轻微腰酸腰痛，觉得是工作太忙所致，没有去管它。"医生开了血常规、尿常规、肾功能及 B 超检查单。

结果显示：血常规：白细胞数量和中性粒细胞比例升高；尿常规：红细胞 > 2000 个 /μl，红细胞形态正常；白细胞 1500 个 /μl；肾功能检查无异常。B 超发现右侧输尿管下段近膀胱处两个结石，直径分别约 0.3 cm 和 0.4 cm。诊断为右侧输尿管结石合并尿路感染。

医生予止痛和抗感染治疗，同时对患者饮食进行了指导，建议多喝水，注意休息，少喝酒。

参考资料

1. 丁文龙，刘学政. 系统解剖学 [M]. 9 版. 北京：人民卫生出版社，2018.

2. 叶敏，张元芳. 现代泌尿外科理论与实践 [M]. 上海：复旦大学出版社，2005.

3. Trinchieri A. Urinary calculi and infection[J]. Urologia, 2014, 81(2):93-96.

4. Flannigan R, Choy WH, Chew B, et al. Renal struvite stones—pathogenesis, microbiology, and management strategies[J]. Nature Reviews Urology, 2014, 11(6):333-341.

参考网站：

5. "魏则西之死"：最本质的问题在这里！ [N/OL]. 腾讯网，2016-05-05[2019-03-25]. http://news.qq.com/a/20160505/024968.htm.

6. 解读三鹿奶粉案：掺含三聚氰胺蛋白粉成潜规则 [N/OL]. 新浪网，2009-01-04[2019-03-25]. http://news.sina.com.cn/c/2009-01-04/084916973100.shtml.

PBL 案例学生版

老李又咳嗽了

课程名称：人体结构模块

使用年级：一年级

撰 写 者：林 艳

审 查 者：PBL 工作组

汕头大学医学院
ShanTou University Medical College

全一幕

　　老李今年 62 岁，是一名资深作家，经常熬夜写作。他平常喜爱抽烟，每天抽 1～2 包，已有 30 余年。目前儿孙满堂，妻贤子孝，日子过得相当舒心。唯一遗憾的是家里孙辈总嫌弃他身上有一股浓烟味而不愿接近他。儿女及老伴曾多次劝告戒烟，但老李总笑呵呵地用"饭后一支烟，赛过活神仙"来搪塞，不肯戒烟，家人只好不了了之。

　　3 年前，老李开始频繁出现咳嗽、咳痰伴喘息症状，每年持续约 3 个月，痰多为黄色，量或多或少，最多时约 100 ml/d。曾经在汕头某医院就诊，胸部 X 线检查结果提示为：双侧胸廓膨隆，两横膈低平，双肺纹理增粗模糊，两肺透亮度增强（图 1）。医生根据老李的情况给予了抗感染、祛痰等对症治疗，并且建议家属要监督老李戒烟。但老李照样烟不离手，家人只能听之任之。

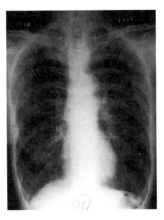

图 1

　　今年春节前夕，老李与家人到冰城哈尔滨旅游。返家后，老李感觉疲惫不堪，出现激烈咳嗽伴右侧胸痛。以为旅途劳累引发旧疾，故没在意，从私人药店买了一瓶止痛药来吃，但止痛效果甚微。在一次剧烈咳嗽后，老李疼痛突然加剧，伴发呼吸困难、面色青紫。家人措手不及，赶紧护送老李到汕头某三甲医院呼吸内科就诊。接诊医生给老李听诊，右侧肺部呼吸音较左侧明显减弱，局部叩诊呈鼓音。于是老李被收住院治疗。

参考资料

1. Meinel FG, Schwab F, Schleede S, et al. Diagnosing and mapping pulmonary emphysema on X-ray projection images: incremental value of grating-based X-ray dark-field imaging[J]. Plos One, 2013, 8(3):e59526-35.

2. Robin Smithuis, Otto van Delde. Chest X-ray, basic interpretation[N/OL]. Radiology Assistant, 2013-02-18[2019-3-25]. http://www.radiologyassistant.nl/en/p497b2a265d96d/chest-x-ray-basic-interpretation.html

3. Heijink IH, de Bruin HG, Dennebos R, et al. Cigarette smoke-induced epithelial expression of WNT-5B: implications for COPD[J]. European Respiratory Journal, 2016, 48(2):504-508.

4. Grant L, Grant L, Griffin N. Grainger & Allison's diagnostic radiology essentials[M]. London: Churchill Livingstone, 2013.

5. Lou P, Chen PP, Pan Z, et al. Interaction of depression and nicotine addiction on the severity of chronic obstructive pulmonary disease: a prospective cohort study[J]. Iranian Journal of Public Health, 2016, 45(2):146-157.

PBL 案例学生版

乏力的患者
无助的医生

课程名称：人体结构模块

使用年级：一年级

撰 写 者：李　雯　林常敏

审 查 者：PBL 工作组

汕头大学医学院
ShanTou University Medical College

第一幕

　　10月21日是个台风天，台风登陆前后风雨横袭，周先生在赶回家的路上湿透了身，感冒了一场。半个月后的一天晚上，周先生突然觉得四肢乏力，双手不能持物，行走困难，肢体像有无数蚂蚁在上面行走般难受，在家人的搀扶下"拖"着脚步来到了医院。

　　急诊科的接诊医生大致询问了病情，做了简单的体格检查，考虑神经系统病变，便请神经内科申医生来会诊。申医生检查后发现，周先生双侧额纹消失，双侧鼻唇沟浅，双上臂基本能上抬，近端肌力4+级，但是双手不能握拳，远端肌力3级，双下肢肌力3级，四肢腱反射消失，双侧病理征（－）。申医生向患者家属解释了病情：周先生突发的双侧对称的周围性面瘫和肢体瘫痪，考虑周围神经病变可能性大，需要住院进一步检查和治疗，目前判断病情随时可能加重，并有可能影响支配呼吸的神经。

　　入院后行腰椎穿刺术，结合病史和脑脊液结果制订实施了治疗措施。脑脊液结果如下：

检查项目	结果	标志	参考值
脑脊液颜色	无色		
脑脊液透明度	透明		
细胞数	$5 \times 10^6/L$		$(0 \sim 10) \times 10^6/L$
葡萄糖	3.2 mmol/L		$2.8 \sim 4.48$ mmol/L
氯化物	125.3 mmol/L		$119 \sim 127$ mmol/L
蛋白质	0.61 g/L	↑	$0.2 \sim 0.4$ g/L

第二幕

住院几天后，周先生的病情并没有得到改善，四肢反而完全瘫痪，不能动弹，吞咽困难，只能吃少量糊状的食物，精神越来越差。医生再次和周先生的妻子沟通："根据周先生脑脊液的检查结果，目前考虑周先生患的是一种叫做'吉兰－巴雷综合征'的周围神经病，所以导致脑神经和控制肢体运动的脊神经瘫痪，如果病情再进展，可能会累及控制呼吸的神经，那样的话就有生命危险。"周先生的妻子只是一个劲地哭，紧握着医生双手："医生，求求你救救他，求求你了，你们是大好人，我们没文化的乡下人，什么都不懂，什么都听医生的。"

当天晚上，患者病情进一步加重，出现呼吸困难的现象，值班医生与周先生的妻子说可能随时需要上呼吸机，周先生的妻子说她做不了主，要等小孩来才能决定和签字。紧急时刻，值班医生只能行气管插管术，给周先生上了呼吸机。在患者生命体征稳定后，周先生的孩子和一大群亲戚来到病房，一来到就大吵大闹："你们这些医生，我爸的病给你们越治越重，上个星期走着进来，会说会吃，现在你跟我说他要没了，你们这群庸医！我爸要是没了，有你们好看的！"周先生的儿子拒绝在病危通知单上签字，并以医院有责任为由，拒绝再缴交住院费用。

申医生把情况向上级汇报。他感到深深的无力，他觉得自己的心里有一根刺，轻轻一碰，都会痛彻心扉。

参考资料

1. Katirji B, Kaminski HJ, Ruff RL. Neuromuscular disorders in clinical practice[M].New York: Springer, 2013.

2. www.uptodate.com

3. Shaw J, Dunn S, Heinrich P. Managing the delivery of bad news: an in-depth analysis of doctors' delivery style[J]. Patient Education & Counseling, 2012, 87(2):186-192.

PBL 案例学生版

不同寻常的痛经

课程名称：人体结构模块

使用年级：一年级

撰　写　者：刘淑岩

审　查　者：PBL 工作组

汕头大学医学院
ShanTou University Medical College

第一幕

　　周末晚饭后，晓丽和未婚夫小刚约了去看电影。电影院门口上了几级台阶，晓丽突然觉得右下腹很痛，疼得挪不动脚，过了一会儿又觉得肛门坠胀，好像有大便，上完厕所还是有坠胀感。而且晓丽感觉整个腹部都开始疼了，于是出来和小刚说："好像又痛经了，不能看电影了。"小刚看到晓丽痛得脸色都白了，赶紧叫了出租车带晓丽去了医院急诊。

　　到了急诊科，医生询问了晓丽的发病经过，还详细询问了月经史、流产史、既往病史等，得知今天是晓丽月经的第三天，血量比以往少些，时而感觉右下腹隐隐作痛，但并不严重。这次月经比平时晚了 8 天，晓丽自以为这和春节假期回老家过年有关，并没有在意。半年前晓丽曾怀孕，当时因晓丽和小刚二人忙于事业尚没有结婚计划就进行了人工流产。流产后的月经量较流产之前少，不过还比较规律，一般 $\dfrac{5}{28 \sim 30}$ 天。最近几个月来晓丽白带偏多，时常有难闻的气味，偶尔小腹还会有点不舒服，认为跟自己爱漂亮常穿超短裙又喜欢吃冷饮有关系，遂未到医院检查。经医生追问，晓丽告知这个月和未婚夫在一起后，第二天吃了紧急避孕药，3 天后又在一起过，没有再采取其他避孕措施。

　　医生为小丽进行了体格检查：体温 36.9 ℃，血压 89/60 mmHg，心率 108 次/分，呼吸 21 次/分。痛苦面容，面色苍白，神志尚清楚，心肺听诊未见明显异常，腹部略膨隆，腹肌紧张，下腹压痛、反跳痛均阳性，麦氏点稍下方压痛最明显。

第二幕

　　医生安排晓丽急查了血常规和尿妊娠试验。尿妊娠试验结果很快出来，显示阳性。急诊医生急请妇科医生会诊。妇科医生给晓丽做了妇科检查，发现子宫稍大、有漂浮感，宫颈抬举痛、摇摆痛均阳性，右侧附件区增厚，压痛、反跳痛均阳性。取了阴道分泌物送检，严密消毒后做了后穹隆穿刺，抽出 2 ml 不凝血。妇科医生让护士立即给患者开通两条静脉通道快速补液，同时做了床旁 B 超检查，提示右附件包块、腹腔内积血。这时，血常规回报，提示：WBC 9.8×10^9/L，RBC 3.1×10^{12}/L，Hb 95 g/L，PLT 172×10^9/L。遂以异位妊娠（腹腔内出血）、继发贫血收入院，并通过急诊手术治疗。术中发现右输卵管峡部妊娠破裂出血、部分包裹，盆腔慢性炎症，腹腔内出血量约为 550 ml。

　　术后晓丽恢复得很快，其阴道分泌物检查结果也提示支原体阴道病。医生嘱咐晓丽加强营养、注意卫生，治疗阴道炎及盆腔炎，医生还让他们多了解一些避孕方法。医生提醒晓丽不要随意人工流产，否则等以后想要孩子时，可能已经变成不孕症了。几天后晓丽出院了，医生嘱咐 1 周后复查血常规和人绒毛膜促性腺激素（HCG）等。

参考资料

1. 李继承，曾园山. 组织学与胚胎学 [M]. 9 版. 北京：人民卫生出版社，2018.

2. 谢幸，苟文丽. 妇产科学 [M]. 8 版. 北京：人民卫生出版社，2013.

3. 丁文龙，刘学政. 系统解剖学 [M]. 8 版. 北京：人民卫生出版社，2013.

PBL案例学生版

王大妈站不起来了

课程名称：人体结构模块

使用年级：一年级

撰 写 者：林海明　胡　军

审 查 者：PBL工作组

第一幕

　　62岁的王大妈是南方山村的农民，以种菜为生。她每日劳作很辛苦，有时候一天就需要挑十几担水，再把蔬菜送到小镇上去卖。6年前，王大妈两腿的膝关节开始疼痛，早起的时候经常有僵硬的感觉，需要在床边坐十多分钟才能站起来，活动后僵硬感慢慢缓解，还能够听到膝关节"嘎嘎"响，活动多了疼痛又会加剧，休息后才能够缓解。因村里很多上了年纪的村民都有这个毛病，王大妈并没有在意。

　　4年前，王大妈因为准备过年，来回奔波在集市与山村之间，但一天早上突然就站不起来了。热心的邻居把村里私人诊所的医生请到家里看诊，医生看到王大妈双手麻溜地织着毛衣，但是双膝有些红肿，给她开了点消炎止痛片，让王大妈休息。1周后肿痛好转了，王大妈到诊所里，想拿点药。医生说王大妈这毛病可能是痛风或者风湿，让她到医院去检查。过年的时候，孩子从城里回来，听说妈妈的关节疼，回去后就给妈妈寄了些葡萄糖胺、软骨素及维生素D，王大妈吃了后说有些好转。

第二幕

到了春天，王大妈又开始在田里劳作。身高 1.60 m 的王大妈体重近 80 kg。虽然她仍继续服用止痛药，但是膝关节疼痛发作逐渐频繁，王大妈行动也越来越不方便了，有时疼痛严重到站不起来。孩子赶回来带她到镇医院检查，发现她的膝关节外观已经明显变形且关节周围有压痛感，也不能完全伸直了，医生建议到大医院去进一步检查。

王大妈来到市医院的骨科门诊。医生了解到，王大妈平时喜欢吃青菜，没有大鱼大肉，平时除了膝关节痛，身体还健朗，四肢小关节也没有肿痛病史。抽血检查示：血常规未见明显异常，红细胞沉降率（ESR）<40 mm/h，尿酸正常，类风湿因子（RF）（－）。X线检查显示双侧膝关节间隙变窄，以内侧明显，周围骨赘增生，并有骨质疏松。

医生告诉王大妈，她得的是膝关节骨关节炎，是一种退行性疾病，这种疾病在不同阶段有不同的诊疗方法。根据王大妈目前的病情，建议保守治疗，也可行人工膝关节置换术。勤俭了一辈子的王大妈考虑到手术费用高，决定回家和孩子商量一下。

参考资料

1. 陈孝平，汪建平. 外科学 [M]. 8 版. 北京：人民卫生出版社，2013.

2. 刘树伟，李瑞锡. 局部解剖学 [M]. 8 版. 北京：人民卫生出版社，2013.

3. 李继承，曾园山. 组织学与胚胎学 [M]. 9 版. 北京：人民卫生出版社，2018.

PBL 案例学生版

眼皮底下的真相 I

课程名称：人体结构模块

使用年级：一年级

撰 写 者：李 雯

审 查 者：PBL 工作组

汕头大学医学院
ShanTou University Medical College

第一幕

"为什么上天如此不公？"

又是一夜辗转难眠，和丈夫过去的点点滴滴一直在季女士的脑海里萦绕。虽然丈夫因为交通意外离开她已经1个多月，但她知道自己需要很长时间才能重新站起来。

对着镜子中憔悴得好像老了十岁的自己，季女士越发伤心，眼皮有时牵拉得快遮挡住视线了，情况稍微好一点的时候，看东西也常常一个看成两个。"你怕是哭得太多，眼睛都哭坏了，赶紧去眼科中心查查吧。"季姐姐对妹妹说。

季女士来到眼科中心就诊，眼科医生安排了一些眼科检查，确定她视力正常，有复视的存在，建议她到神经内科就诊，并在病历上草草写了几个英文字。季女士感到无比的困惑：我是伤心过度，但也不至于得神经病啊，看什么神经科！

回家的路上，由于电台的广播里反复播放着"佳视力"眼贴的广告，季女士购买了一个疗程，晚上睡觉前贴上。季女士发现睡得好的夜晚，第二天晨起时眼皮牵拉的症状会明显好转，但是一到傍晚症状就会重现，如此反复。

第二幕

　　120 救护车把季女士从家中送到急诊室，尽管她说话费力，接诊的朱医生还是细心聆听着她的每一句话，并反复询问以确定没有理解错误。原来季女士近 1 周来出现咳嗽，渐渐地，眼皮耷拉也没有好转，看东西重影的现象也是持续存在，现在觉得四肢乏力，双手无法上抬，今晚上洗手间后无法站起，不得已呼叫 120。

　　朱医生为季女士进行了简单的体检，便让护士抽血检查，并呼叫神经内科医生来会诊。

　　神经内科的牛医生听了朱医生介绍病情后，不由得埋怨季女士："为什么拖了这么久才就医，这样很危险，赶紧办理手续住院！"

　　牛医生花了 30 分钟为季女士进行了体格检查，发现季女士眼外肌活动受限、四肢近端肌力减退；当让季女士用力眨眼 50 次后，眼皮耷拉得更明显了；随后，护士为季女士肌内注射了一支"新斯的明"针，季女士眼前突然亮了，看东西也不重影了，全身乏力的症状也马上得到改善。

　　随后，牛医生叫上季女士的家人，向他们解释了病情。季女士患的可能是一种比较罕见的疾病——重症肌无力，这是影响神经－肌肉接头的病，轻者视物重影，重者不能自主呼吸，确诊还需要进一步完善检查。

　　几天后，所有检查完成，季女士被确诊为"重症肌无力"，并接受药物治疗，病情逐渐好转。

参考资料

1. Abbas Jowkar. Myasthenia Gravis[N/OL]. Medscape，2018-08-27[2019-03-26]. http://emedicine.medscape.com/article/1171206-overview.

2. Meriggioli MN, Sanders DB. Autoimmune myasthenia gravis：emerging clinical and biological heterogeneity[J]. Lancet Neurol, 2009, 8:475-483.

3. Mahadeva B，Phillips LH 2nd，Juel VC. Autoimmune disorders of neuromuscular transmission[J]. Semin Neurol, 2008, 28:212-231.

4. Farrugia ME，Vincent A. Autoimmune mediated neuromuscular junction defects[J]. Curr Opin Neurol, 2010, 23:489-496.

5. Silvestri NJ, Wolfe GI. Myasthenia gravis[J]. Semin Neurol, 2012, 32:215-222.

PBL 案例学生版

揪心的张同学

课程名称：人体结构模块

使用年级：一年级

撰 写 者：吴　凡　张忠芳

　　　　　黄展勤

审 查 者：PBL 工作组

汕头大学医学院
ShanTou University Medical College

第一幕

　　小张是一位高三男生，平时住校，周末才回家。他比较内向，学习刻苦，成绩中等。马上要高考了，所以近期经常熬夜，周末也常留在学校学习。这段时间天气冷暖不定，很多人都感冒了，半个月前小张也出现喉咙痛和低热，自己吃了点感冒药，仍坚持上课及自习，并没有告诉老师和家长，过了几天感觉没事了。但这两天他爬楼梯的时候会有些胸闷，还有隐隐的胸痛。

　　今天上午是体育课的毕业考试，跑完200米的时候，他感觉心慌，头很晕，站也站不稳，老师和同学赶紧将他送到了校医室。校医询问了他的近况，发现他是心前区痛，并发现他心率很快，115次／分，于是告诉小张他的心脏可能有问题。小张说前几天高考体检的时候还挺正常，现在心跳怎么会这么快？校医马上联系了救护车，把他送到了市医院。

第二幕

到了市医院以后，医生详细地询问了他的情况，并给他做了体格检查。结果显示：呼吸 20 次 / 分，血压 100/70 mmHg，心率 105 次 / 分，偶有期前收缩，第一心音减弱，二尖瓣听诊区有收缩期杂音。也给他做了相关辅助检查，心电图显示：窦性 P 波，窦性心动过速，偶发室性期前收缩。超声心动图提示：房室大小正常，射血分数 55%；二尖瓣关闭不全，无心包积液。医生建议住院进一步诊治。

此时，小张的母亲也急忙赶到了医院。孩子马上就要高考，现在又要住院，她非常焦虑。小张也很担心会落下功课，不想住院治疗。医生耐心地告诉他们初步诊断考虑是"病毒性心肌炎"，并解释了这个病的严重性，以及住院治疗的必要性，得到了他们的理解。小张积极配合进一步治疗，几天后顺利出院。

参考资料

1. 丁文龙，刘学政. 系统解剖学 [M].9 版. 北京：人民卫生出版社，2018.

2. 万学红，卢雪峰. 诊断学 [M].8 版. 北京：人民卫生出版社，2013.

3. 葛均波，徐永健. 内科学 [M].8 版. 北京：人民卫生出版社，2013.

4.Weiwei C，Runlin G，Lisheng L，et al. Outline of the report on cardiovascular diseases in China，2014[J]. European Heart Journal Supplements Journal of the European Society of Cardiology，2016，18(Suppl F)：F2.

PBL 案例学生版

致命的安全气囊

课程名称：人体结构模块

使用年级：一年级

撰 写 者：边军辉

审 查 者：PBL 工作组

汕头大学医学院
ShanTou University Medical College

全一幕

　　李先生今年28岁。3年前，他与女友在恋爱5年后结婚。2年前，妻子生下一个女孩。一家三口，夫妻相敬恩爱，女儿健康美丽。李先生经常带幼女去附近公园玩，完全沉浸在幸福家庭生活之中。这一天，他开车独自带女儿从公园回家，令他极为后悔的是，他将女儿安置在了汽车前排座位上，没有婴儿安全座椅。在回家的路上，悲剧发生了。他驾驶的车辆与迎面一辆汽车以20 km/h的速度相撞，汽车前排的两个安全气囊随即打开，两个司机都没有受伤，两辆汽车损伤也不大，但女儿已经没有了呼吸。

　　急救医生赶到现场，马上为女童气管插管，做心肺复苏无效，当场宣布孩子死亡。女童只在头颈部有些瘀青痕迹，没有发现明显的致命外伤。随后的X线检查证实女童死于"寰椎枕部脱位"（图1）。

　　李先生和妻子悲痛欲绝，对没有给孩子买一个特制婴儿安全座椅深感后悔，还图方便将孩子安排在汽车前排就坐。但他们无论如何也没有想到，法医给直接死因下的结论是：因车祸，汽车安全气囊打开击中幼儿头颈部，导致枕骨和寰椎关节脱位，幼儿死亡。李先生泪水满面，声音颤抖地哭诉道："这哪里是安全气囊？简直就是要命气囊啊！"

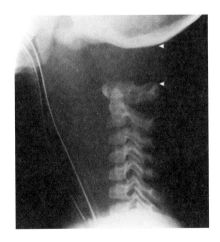

图1

参考文献

1. Barry S, Ginpil S, O'Neill TJ. The effectiveness of air bags[J]. Accident Analysis & Prevention, 1999, 31:781 - 787.

2. Zador Pl, Ciccone MA. Automobile driver fatalities in frontal impacts: airbags compared with manual belts[J]. American Journal of Public Health, 1993, 83:661 - 666.

3. Peterson TD, Jolly BT, Runge JW, et al. Motor Vehicle Safety: Current concepts and challenges for emergency physicians[J]. Annals of Emergency Medicine, 1999, 34:384 - 393.

4. Cunningham K, Brown TD, Gradwell E, et al. Airbag associated fatal head injury: case report and review of the literature[J]. Journal of Accident & Emergency Medicine, 2000, 17:139 - 142.

基础学习模块

案例

PBL 案例学生版

莫名的腿痛

课程名称：基础学习模块

使用年级：二年级

撰　写　者：黄展勤　林常敏

　　　　　　陈式仪

审　查　者：PBL 工作组

汕头大学医学院
ShanTou University Medical College

第一幕

　　莫先生，65岁，身高1.71 m，体重82 kg，是名退休工人。近半年来在老伴的鼓励和陪伴下，坚持每天爬山锻炼。2周前，莫先生开始出现小腿肌肉疼痛，最初以为是爬山过度所致，可是暂停爬山几天也不见缓解，并且逐渐加重，遂到附近的全科医院就诊。医生通过询问病史，了解到莫先生平素体健，几无病恙。

　　1个半月前体检，莫先生查出有高血脂。当时医生除了建议莫先生要进行饮食控制和体育锻炼之外，还要进行药物治疗。查体发现腓肠肌局部有轻压痛，余无异常。医生开具了类风湿因子、肌酸谱（肌酸磷酸激酶、乳酸脱氢酶、肌酸激酶同工酶、α-羟丁酸脱氢酶和谷草转氨酶）、乳酸、血脂和肝功能的检查。

第二幕

　　实验室检查结果：类风湿因子、乳酸结果正常。肌酸磷酸激酶 3 847 U/L（正常参考值 109 ～ 245 U/L），肌酶谱中其余几项也增高。总胆固醇 7.41 mmol/L（正常参考值 3.10 ～ 5.71 mmol/L），三酰甘油 2.68 mmol/L（正常参考值 0.58 ～ 1.70 mmol/L），高密度脂蛋白 1.04 mmol/L（正常参考值 0.91 ～ 1.55 mmol/L），低密度脂蛋白 6.12 mmol/L（正常参考值 2.07 ～ 3.12 mmol/L）。谷草转氨酶 188 U/L（正常参考值 4 ～ 40 U/L），谷丙转氨酶 212 U/L（正常参考值 0 ～ 40 U/L）。莫先生一眼看到血脂的变化，很高兴地说："哇，医生给我吃的这个药真是有效啊，才 1 个月就降了这么多，我之前的总胆固醇都快 13 了！"

　　这时，医生问莫先生使用什么降血脂药物，莫先生回答是"舒降之"（辛伐他汀）。医生让莫先生以后不要再用这个药了。莫先生很不解地说："为什么呢？我父亲和兄长也是胆固醇高，都在服用这个药啊。而且，开药的医生没有告诉我这些。"

参考资料

1. 查锡良，药立波. 生物化学与分子生物学 [M]. 8 版. 北京：人民卫生出版社，2013.

2. 杨宝峰. 药理学 [M]. 8 版. 北京：人民卫生出版社，2013.

PBL 案例学生版

不食人间烟火的小军

课程名称：基础学习模块

使用年级：二年级

撰 写 者：刘　静　林常敏

　　　　　李冠武

审 查 者：PBL 工作组

第一幕

　　小军 10 岁了，除了看起来稍微矮小一点，学习成绩稍微差点，其他与同龄人没什么不同。但爸妈从不许他吃外面的食物，也不许他参加同学聚会。小军对此很烦恼，他渴望过正常孩子的生活。

　　9 年前，儿科诊室一对焦虑的夫妇不停地叹气，看样子他们也才 20 多岁，两人的头发都乌黑浓密，可怀中的孩子头发和皮肤却都白得很不自然。他们对年轻的李医生说："孩子 1 岁多了，还不会说话。"李医生看到患儿眼神呆滞，好像对周围事物都不感兴趣，时而又扭来扭去，好像不肯让父母抱，发出一种浓重的特殊体味，几个想法在脑海中飘过。李医生就边给小孩子检查，边询问病史，了解到患儿男，当时 15 个月大，在李家村卫生所出生，顺产，出生时并未抽足跟血筛查。患儿出生时哭声很响亮，体重 3 kg。患儿双手细震颤，手足不自主扭转，头发淡黄色，有明显语言障碍，只会"咦咦啊啊"，而不会发出类似"爸爸妈妈"的声音。

　　李医生考虑可能为遗传性疾病，但问诊过程中家属表现得很不配合，直接否认家中有类似的患者、遗传性疾病史。鉴于家属对该类疾病存在抗拒性心理，医生先让患儿抽血检查氨基酸。检查结果显示：苯丙氨酸 1500 μmol/L，苯丙氨酸 / 酪氨酸比值为 57。

第二幕

基于检查结果，李医生耐心地给家属解释结果的意义，以及可能存在的严重后果，并进一步仔细问诊，得知小军的曾祖母与曾外祖父是姐弟，建议父母、小军一起抽血做 DNA 检查。DNA 测序结果显示，患儿 *PAH* 基因有 R413P/R413P 突变，而父母双方均为 *PAH* 基因 R413P 突变的携带者，检查发现尿中苯丙酮酸增高。遂诊断小军为苯丙酮尿症。

李医生建议小军马上断奶，并嘱夫妻改喂低苯丙氨酸的奶粉，又请营养师为他们普及低苯丙氨酸饮食的原则，如避免吃五谷杂粮、肉、蛋等。同时嘱父母一定要给小军定期检测体内苯丙氨酸含量。

由于孩子的这种情况，夫妻俩打算再要个孩子，就找医生咨询。医生对他们说，如果再要个孩子，无论男女，1/4 可能性还是这样，让他们慎重考虑。

参考资料

1. 左伋 . 医学遗传学 [M]. 6 版 . 北京：人民卫生出版社，2013.

2. 查锡良，药立波 . 生物化学与分子生物学 [M]. 8 版 . 北京：人民卫生出版社，2013.

PBL 案例学生版

出租房里凋零的
"花朵"

课程名称：基础学习模块

使用年级：二年级

撰　写　者：黄展勤

审　查　者：PBL 工作组

汕头大学医学院
ShanTou University Medical College

第一幕

2009 年 7 月 24 日中午 12 时 37 分，浙江奉化正遭遇着史上罕见的 41.7 ℃ 的高温酷暑，地处奉化溪口镇的奉化造纸厂的烟囱依然往外冒着浓烟。然而旁边的出租房里却传出了凄厉的哭喊声："救命啊！我的孩子啊，你怎么了？……" 母亲的哭泣声打破了高温的窒息。接到报警后，救护车和公安局刑警很快赶到了这片拥挤嘈杂的民工集居地的一间出租房里。在这间不到 20 平方米的房间里，书桌下静静地躺着一个女孩。医生确认女孩已经死亡。刑警通过检查，发现女孩衣衫完整，身上没有外物器械伤痕。书桌上书本摆放整齐，有一份还没有完成的数学高考模拟题，桌面上有半瓶没有喝完的果汁。家属对孩子的死不能接受，要求医疗鉴定给个说法，找出到底谁害死了女孩。

法医赶到现场。经询问，女孩叫范萍萍，今年 17 岁，9 月份将上高三。半年前因为母亲到奉化造纸厂打工，因此从农村搬到城镇，和母亲居住在造纸厂旁边的出租房里。她爱好学习，不太运动，成绩优良。范萍萍平素体健，但自从来到现居地，经常打喷嚏、流鼻涕、鼻痒、鼻塞，并有头痛、头晕、胸闷、精神萎靡、失眠等症状。自以为是学习压力大，得了感冒，到私人诊所就诊后，服用抗生素、抗过敏药物后，症状好转，但有反复。法医也从抽屉里发现红霉素、特非那定、艾司唑仑等药物。法医在初步排除他杀后，建议进行尸检，明确死亡原因。

第二幕

1 周后，尸体解剖的结果出来了。结果如下：

1. 病理解剖各脏器都未发现致命性损伤与疾病。

2. 死者鼻黏膜上皮增殖性改变、黏膜肥厚及息肉样变，提示患有过敏性鼻炎。

3. 血中特非那定的浓度为 35 ng/ml（显著升高），血中未检测到红霉素、艾司唑仑。

法医继续来问询情况，小范母亲告知，小范死前几天过敏性鼻炎加重，并且身上出现过红色的皮疹，伴有严重的瘙痒，连续服用特非那定明显好转。当问到最近的饮食和生活习惯时，妈妈提起她看见女儿最近学习紧张，又逢酷暑高温，遂买了几瓶她平常很喜欢的葡萄柚汁给她。这时，法医想起了书桌上未喝完的葡萄柚汁，恍然大悟……

参考资料

1. 杨宝峰 . 药理学 [M]. 8 版 . 北京：人民卫生出版社 , 2013.

2. Katzung , Bertram G. Basic & Clinical Pharmacology[M]. 14th Edition. New York：Appleton & Lange, 2017.

PBL 案例学生版

灵丹妙药

课程名称：基础学习模块

使用年级：二年级

撰 写 者：林常敏

审 查 者：PBL 工作组

汕头大学医学院
ShanTou University Medical College

全一幕

王先生，35岁，因喉咙痛3天到门诊就诊。医生拟诊为"化脓性扁桃体炎"，欲予口服抗生素治疗。但患者一再要求改成输液，理由是"工作忙，输液见效快"。医生禁不住患者要求，询问了患者没有头孢过敏史后，予静脉使用"头孢吡肟"。

输注2分钟后，王先生出现头晕、胸闷，对在旁边陪伴的妻子说他喘不过气来了，妻子一摸他的手都是冰凉的，赶紧跑过去喊医生。值班的陆医生听到家属呼唤随即飞奔过来，看到患者口唇发绀、脸色苍白、四肢湿冷，胸前区可见皮疹（风团，即荨麻疹），一边立即伸手扭停了静滴药物，一边喊路过的林护士测血压和血氧饱和度。林护士报告血压60/40 mmHg，血氧饱和度80%。检查的过程中患者的意识渐渐模糊。

有经验的林护士不等医生指令，赶紧将抢救车推了过来，与此同时，陆医生看着在一旁吓得手足无措的实习护士，吩咐她马上将停用了的头孢吡肟更换成生理盐水，又口头嘱林护士静脉推注肾上腺素0.5 mg和地塞米松10 mg。从患者不适到完成用药不过5分钟时间，患者已逐渐清醒，在一旁的家属和医护人员都感觉像在鬼门关走了一回。

王先生随后被转到抢救室，医生要求护士必须保持气道通畅，进行心电和血压监测，之后测得血压95/50 mmHg，血氧饱和度升至90%，神志清，对答清楚，四肢也恢复温暖，脸色如常，胸腹部皮肤的荨麻疹也没有再扩大范围，陆医生和两位护士这才松了一口气。这时，再仔细询问患者，患者家属说王先生曾有先锋类药物过敏史，反复强调"不是头孢过敏"，陆医生哭笑不得，在病历上重重标注了药物过敏的红色字眼，让患者以后看病一定带上病历本。

参考文献

1. 杨宝峰. 药理学 [M]. 8 版. 北京：人民卫生出版社，2014.

2. 贺密会，周践，周筱青. 1534 例药物不良反应报表分析 [J]. 药物不良反应杂志，2004，6(3)：189-191.

3. 杨晓华. 1230 例抗生素不良反应分析 [J]. 中国药房，2001，12(2)：106-107.

4. 李利华. 过敏性休克的诊断及治疗 [J]. 中国临床医生杂志，2009，37(9)：17-19.

PBL 案例学生版

唐阿姨的难言之隐

课程名称：基础学习模块

使用年级：二年级

撰 写 者：林常敏

审 查 者：PBL 工作组

汕頭大學醫學院
ShanTou University Medical College

第一幕

　　唐阿姨，50 岁，夫早逝。近 1 个月出现外阴瘙痒、尿频，羞于启齿，常坐立不安，体重下降了 10 多斤。不得已到妇科门诊，排队近 3 个小时，就诊的时候方发现坐诊的是一男性医生，进退两难之际，队伍后面的患者不耐烦地催促，唐阿姨只得硬着头皮就诊。医生草草询问后，随手半拉上布帘，让唐阿姨脱裤子躺到妇科检查台上，不安全的环境使得她全身微微颤抖。医生皱了皱眉头说"腿张大点！"随即唐阿姨感受到冰凉的器械进入体内。唐阿姨忍着钝痛，听着门帘外熙熙攘攘的人声，在生理与心理的双重不适下，偷偷抹去了眼角的泪水。

　　医生说妇检一切正常，未多解释，又开了单让唐阿姨明天空腹查血糖和尿常规。唐阿姨的情绪终于失控："医生啊，我等了 3 个小时，你问了两句然后就开了这堆检查单，查妇科也就罢了，明天再查血查尿又是干什么！而且这么隐私的检查，你们连个布帘都不拉紧，病人也是人啊！"

第二幕

唐阿姨空腹血糖 11.5 mmol/L，尿糖（++），转诊至内分泌科言医生。言医生从患者的病史、症状和检查结果初步考虑"2 型糖尿病"。唐阿姨说："怎么一家子都是糖尿病！"

言医生耐心地给患者解释了外阴瘙痒、体重减轻、血糖和尿糖升高的原因，以及糖尿病患者的饮食、运动注意事项。因唐阿姨素喜甜食，疏于运动，开始 2 周血糖控制始终不理想，言医生反复询问患者的生活习惯后，为唐阿姨制订了接近她生活习惯的饮食以及运动方案，同时进行了胰岛素基础疗法。严格遵医嘱 1 个月后，唐阿姨空腹血糖恢复正常，瘙痒等症状消失。

参考资料

1. 中华医学会糖尿病学分会 . 中国 2 型糖尿病防治指南 (2013 年版)[J]. 中华内分泌代谢杂志 , 2014, 30(10):893-942.

2. 中国医师协会营养医师专业委员会 . 中国糖尿病医学营养治疗指南 (2013)[J]. 糖尿病天地 : 临床 , 2015, 10(7):73-88.

3. Kumar V., Abbas AK, Fausto N., et al. Robbins & Cotran Pathologic Basis of Disease[M]. 8th Edition. Philadelphia: Saunders, 2009, 1131-1146.

4. Mescher AL. Junqueira's Basic Histology Text and Atlas[M]. 13th Edition. New York: McGraw Hill Higher Education, 2013, 471-479.

5. Costanzo LS. BRS Physiology (Board Review Series)[M]. 5th, North American Edition. Philadelphia: Lippincott Williams & Wilkins, 2010, 153-154.

6. Hall JE. Guyton and Hall Textbook of Medical Physiology[M]. 12th Edition. Philadelphia: Saunders, 2010, 939-954.

7. Marieb EN, Patricia Brady Wilhelm, Jon B. Mallatt. Human Anatomy, Media Update[M]. 6th Edition. London: Pearson, 2010, 753-760.

8. Layden BT, Durai VL, Jr., W. L. G-protein-coupled receptors, pancreatic islets, and diabetes[J]. Nature Education, 2010, 3(9):13-19.

9. Marathe PH, Gao HX, Close KL. American Diabetes Association Standards of Medical Care in Diabetes[J]. Journal of Diabetes, 2017, 9(4):320-325.

10. 张清 . 2 型糖尿病患者饮食依从性与影响因素分析 [J]. 糖尿病新世界 , 2015, 35(7): 81-83.

PBL 案例学生版

贾小弟——游泳诱发的瘫痪

课程名称：基础学习模块

使用年级：二年级

撰 写 者：林常敏

审 查 者：PBL 工作组

第一幕

　　周日下午6点半，儿科值班大夫、年轻的纪医生正在医生办公室吃饭，听到一阵惊慌失措的哭叫声："医生啊，快救救我的孩子！"纪医生丢下筷子，快速跑出办公室，看到一个农民模样的人抱着一个小男孩从门口冲进来。纪医生问道："怎么了？"小孩的妈妈拉着纪医生的手急忙说道："医生，求求你一定救救我的孩子！我家就这么一个孩子，无端端地就瘫了，我……"妈妈泣不成声。纪医生安慰家属："先到治疗室，我们看看。"纪医生暗想："接班才1小时，这已经是那个乡里送来的第3个患者了。"

　　男孩的妈妈断断续续地说，贾小弟今年10岁，下午2点多和邻居去河里游泳，玩了两个多钟头才上岸，回家直嚷嚷口渴，一下子喝光了桌上的一大瓶可乐，刚喝完不久就喊着腿麻，随后摔倒在地上，说他的脚没法动了，旋即被送到当地三甲医院。

　　纪医生一边吩咐护士做常规检查并准备抽血查急诊生化和血常规，一边快速给孩子做了体格检查。查体：四肢深浅感觉存在，四肢肌力2级，肌张力降低，腱反射消失，病理征未引出，余无异常。医生有了一个初步的判断。遂问贾小弟的妈妈："家里还有人有这样的病吗？"妈妈口气不善："我们全家都壮着呢！从来不生病！"纪医生又问："孩子以前生过什么病吗？什么时候开始出现这样手脚无力的现象？"妈妈没等医生说完就说："你这医生怎么这么说话啊！我们家就这么个孩子，从来没病过！"

　　这边贾小弟见护士拿着针过来，顿时吓得直哭。家属一下子围了过来，七嘴八舌地阻止护士操作，理由是孩子这么小，还刚刚大病，为什么一来就要抽血，不是来看病的吗，还没看就开始抽血！纪医生和护士怎么劝家属都不合作。纪医生想了想，先开了心电图检查单要家属去交钱。家属不干了："医生啊，我们是脚痛，你怎么开了这么多检查？又是抽血又是心电图的，孩子这么小怎么受得了？"一边还有家属嘀咕着："这医生一定是这个月奖金少了，拼命开检查赚钱呢，要不就是嫌我们没给红包！"

　　纪医生越解释家属越激动，没有办法只能红着眼圈打电话找二线的言主任。

第二幕

言主任匆匆赶来，一进治疗室，纪医生就委屈地简单说明情况。言主任没说什么，只走过去观察孩子膝盖摔破的伤口，轻轻地帮孩子把伤口包了起来，关切地问孩子痛不痛，刚刚摔倒时哭了没有，孩子很自豪地说："我没哭！我脚麻从来都不哭！"言主任掏出一颗牛奶糖："真是一个男子汉！这是伯伯奖励你的！来，你告诉伯伯，你的脚经常麻吗？麻了都这么摔跤吗？"孩子抹了一把眼泪，说："我上次去河里抓鱼的时候，脚麻后摔得比今天还厉害呢。那次姐姐还奖励了我一个大橘子，姐姐说脚麻吃橘子就好了。"言主任看了纪医生一眼，微微一笑，又转过去和妈妈说："你的心情我很理解！我家孩子小时候也怕抽血，更怕做检查。"言主任随后和家属解释，按医院的规定，入院的患者有一些常规的检查是一定要做的，比如血常规、尿常规等。言主任拍拍孩子父亲的肩膀说："孩子他爸，我们先做那些对孩子绝对没有伤害、又能明确诊断病因的检查。比如这抽血，我们只抽 2 ml，查孩子的血里面的钾和钙，因为现在怀疑是钾异常导致的瘫痪，如果钾太低，会影响心脏跳动，那样对孩子很危险的！"

在言主任的劝说下，患者家属的情绪逐渐平复下来。当言主任问及家中是否有其他孩子也经常喊手脚酸痛时，家属面带愧色地和言主任说，家里还有 6 个女孩，其中一个从 11 岁开始也经常喊脚麻，因为是女孩，也没怎么去管，她自己吃点东西对付下就过去了，也没大碍。

急查血生化显示：K^+ 1.4 mmol/L，其他正常。言主任和纪医生根据症状、体征、病史和实验室检查结果，诊断为低血钾型周期性瘫痪，让贾小弟服用 10% 氯化钾，每次 10 ml，每天 2 次。

第二天上午 8 点查房时，贾小弟已经能自己上卫生间，蹦蹦跳跳地吵着要回家了。

参考资料

1. Fontaine B. Periodic paralysis[J]. Advances in Genetics, 2008, 63:3-23.

2. Elbaz A, Vale-Santos J, Jurkat-Rott K, et al. Hypokalemic periodic paralysis and the dihydropyridine receptor (CACNL1A3): genotype/phenotype correlations for two predominant mutations and evidence for the absence of a founder effect in 16 caucasian families[J]. American Journal of Human Genetics, 1995, 56(2): 374-380.

3. Miller TM, Silva MRDD, Miller HA, et al. Correlating phenotype and genotype in the periodic paralyses[J]. Neurology, 2004, 63(9): 1647-1653.

4. Venance SL, Cannon SC, Fialho D, et al. The primary periodic paralyses: diagnosis, pathogenesis and treatment[J]. Brain, 2015, 129(Pt 1): 8-17.

5. Ptácek LJ, Tawil R, Griggs RC, et al. Dihydropyridine receptor mutations cause hypokalemic periodic paralysis[J]. Cell, 1994, 77(6): 863-868.

6. Wang Q, Liu M, Xu C, et al. Novel CACNA1S, mutation causes autosomal dominant hypokalemic periodic paralysis in a Chinese family[J]. Journal of Human Genetics, 2009, 83(3): 660-664.

7. Gutmann L, Conwit R. Hypokalemic periodic paralysis[N/OL]. UpToDate, 2018-10-25[2019-03-28]. http://www.uptodate.com/contents/hypokalemic-periodic-paralysis?detectedLanguage=en&source=search_result&translation=hypokalemic+periodic+paralysis&search=hypokalemic+periodic+paralysis&selectedTitle=2~17&provider=noProvider.

PBL 案例学生版

猫的眼睛

课程名称：基础学习模块

使用年级：二年级

撰 写 者：林常敏　郑颖颖

审 查 者：PBL 工作组

全一幕

姐姐出生在上海一个高知家庭，顺产，母乳喂养。作为家中第一个小孩，姐姐承载了全家人的爱。快满月那天，妈妈喂完奶后突然发现姐姐的左眼不对劲，看起来就像猫的眼睛一样，夫妻俩立马带姐姐到最权威的眼科医院进行检查。眼科主任在对光反射检查时见左侧瞳孔呈白色，检查见左眼底白色浑浊物体。经进一步检查发现，姐姐得的是"双侧多发性视网膜母细胞瘤"，预后非常差。主任知道姐姐爸妈都是知识分子，因此直接告知他们，这是一种恶性程度很高的肿瘤，即使动手术，预后情况也不好，但目前最佳治疗方案仍是建议"左眼摘除，右眼放疗和冷冻"。现场另一位医生见状还插了一句："要不就趁年轻再生一个吧。"主任瞪了这位医师一眼说："这个疾病和 Rb 基因密切相关，如果决定再生，建议做基因检查。"

主任的话对于姐姐爸妈而言无疑是晴天霹雳，他们一下子很难接受这么可爱的孩子被"摘除眼睛"。在这期间，姐姐爸爸查阅了大量关于 Rb 基因、细胞周期、原癌基因和抑癌基因、各种化疗药物以及药物的副作用、视网膜母细胞瘤的发病原因和治疗方法等资料，走访了很多权威专家。亲戚朋友们知道姐姐情况后也热心地给予建议，各种渠道的意见观点不一。做或不做手术，对于姐姐家人来说，只是在"两个最坏"的选择间做选择，这让父母痛苦不已，反复思量，不幸的是，手术也因此被无限期拖延下来，直到姐姐生命的尽头……

姐姐是不幸的，但又是幸福的，因为她对疾病一无所知，在她的世界里，只有爸爸妈妈的无穷尽的爱和陪伴。但对于父母来说，之前的种种越甜蜜，最后留下的痛苦就越深刻。姐姐生命结束后，爸爸反复回忆自己做的决定，痛苦地追悔没有进行手术，没有尽最大力量留住女儿的生命，无论多长……

因为无法直面失去女儿的痛苦，最后深爱的两夫妻走向了分离。

如果当初毅然选择接受手术，这个家庭能够避免破碎的悲剧吗？

参考资料

1. 吴梧桐. 生物化学 [M]. 北京：中国医药科技出版社，2015.

2. 管怀进. 眼科学 [M].2 版. 北京：科学出版社，2017.

3. Sun A，Bagella L，Tutton S，et al. From G0 to S phase: a view of the roles played by the retinoblastoma (Rb) family members in the Rb-E2F pathway[J]. Journal of Cellular Biochemistry，2007，102(6):1400-1404.

4. Paggi MG，Baldi A，Bonetto F，et al. Retinoblastoma protein family in cell cycle and cancer: a review[J]. Journal of Cellular Biochemistry，1996，62(3):418-430.

5. Corson TW，Gallie BL. One hit，two hits，three hits，more? Genomic changes in the development of retinoblastoma[J]. Genes Chromosomes & Cancer，2007，46(7):617-634.

6. Zhang J，Benavente CA，Mcevoy J，et al. A novel retinoblastoma therapy from genomic and epigenetic analyses[J]. Nature，2012，481(7381): 329-334.

7. Shields CL，Shields JA. Retinoblastoma management: advances in enucleation，intravenous chemoreduction，and intra-arterial chemotherapy[J]. Current Opinion in Ophthalmology，2010，21(3): 203-212.

PBL 案例学生版

母子的"血"缘

课程名称：基础学习模块

使用年级：二年级

撰 写 者：叶　曙　郑颖颖

审 查 者：基础生化教研室

汕头大学医学院
ShanTou University Medical College

第一幕

林迈可，9岁，男孩，因左侧膝关节疼痛3天来诊，近期无外伤史。迈可的妈妈说，迈可最近没有任何的感冒发热、呕吐腹泻等感染病史。当询问迈可哪里疼时，他指了指左侧膝关节正中间位置，说整个膝关节都很痛，但他无法说出哪里最疼，并且疼痛为持续性的。医生对迈可的疼痛评分等级为7分（1分最轻，10分最重）。迈可形容这不是一种刀割或者针刺样的疼痛，更像是因为关节肿胀而特别疼。此疼痛不随体位改变，且没有任何东西会加重或者缓解疼痛。患儿母亲说，曾给患儿吃布洛芬及对膝盖进行冰敷、热敷，均无法缓解疼痛。且该疼痛与是否运动无关。除了左侧膝关节疼痛外，无其他部位疼痛。

迈可的母亲补充：迈可从小就经常流鼻血，别的小孩流鼻血几分钟就止住了，他流鼻血怎么止都止不住。而且他从小只要稍微有点磕磕碰碰，就很容易形成一大片瘀斑。他的舅舅和他的哥哥也是。但是患儿的父亲没有相似的症状。

迈可按国家标准接种疫苗，无过敏史。体格检查显示：体温37 ℃，血压98/65 mmHg（正常），心率100次/分，呼吸28次/分。急病面容。一般情况：发育不良；皮肤：患儿全身有多处新旧瘀斑。无黄染，无脱水，无皮疹，毛发分布正常。左侧膝关节：关节肿胀明显，且有触痛，关节处皮温不高。患儿无法伸膝或者屈膝，关节活动度明显受限。右侧膝关节检查正常。

辅助检查：血常规及凝血功能检查如下所示。

	迈可的结果	正常值
血红蛋白	11.5 g/dL	儿童 11.5 ～ 13.5 g/dL
红细胞平均体积	80 fL	儿童 75 ～ 87 fL
血小板	350×10^9 /L	$(150 \sim 400) \times 10^9$ /L
出血时间	3 min	2 ～ 7 min
PT	13 s	10 ～ 13 s
PTT	> 120 s	35 ～ 40 s
凝血酶时间	10 s	10 ～ 12 s

第二幕

医生考虑血友病 A 的可能性大，予行Ⅷ因子及Ⅸ因子检查。结果如下：

	迈可的结果	正常值
Ⅷ因子	45%	（103±25.7）%
Ⅸ因子	98%	（98.1±30.4）%

磁共振检查提示关节内有积液。血友病 A 的诊断明确。因血友病患儿经轻微碰撞后容易出现皮下瘀斑，可解释患儿有多处新旧瘀斑的原因。遂排除虐待儿童的可能。医生决定不做报警处理。

医生将患儿病情告知患儿母亲，患儿母亲感到非常疑惑，说："如果是这样的话，我的大儿子也有类似的症状，那他是否一定也有血友病？他有血友病的概率多大？孩子他爸都好好的呀，没有任何的出血问题，为什么孩子不像孩子他爸呢？我其实怀孕了，我不希望再生一个有病的孩子，我肚子里的这个孩子有病的可能性多大？"

由于患儿母亲腹中胎儿是否有血友病 A 与胎儿的性别有关，所以医生不能给出关于是否应该流产的准确答复。患儿母亲非常想知道这个答案。行胎儿性别检查，提示女性胎儿。患儿母亲将超声报告拿给医生，问医生："我已经确定，我这胎是个女孩，那她是否会有病呢？我是否该打掉呢？"

参考资料

1. 朱大年，王庭槐. 生理学 [M]. 8 版. 北京：人民卫生出版社，2013.

2. 葛均波，徐永健. 内科学 [M]. 8 版. 北京：人民卫生出版社，2013.

3. 刘洪珍. 人类遗传学 [M]. 2 版. 北京：高等教育出版社，2009.

感染与免疫模块
案例

PBL 案例学生版

一朝被蛇咬

课程名称：感染与免疫模块

使用年级：二年级

撰 写 者：王革非

审 查 者：PBL 工作组

汕头大学医学院
ShanTou University Medical College

第一幕

　　大强平时特别喜欢看《国家地理》杂志和 *Discovery* 等自然探索系列节目。对大自然探险和摄影的向往，使得大强很想成为真正的"驴友"，在丛林中穿越、在山岩中攀爬，尽情释放自己，拍摄最美的照片。但因从小生活在城市，假期偶尔和父母旅游也仅限于人流穿梭的景点，远远不能满足大强对大自然的渴望。暑假前，大强得知一些同学计划去云南临沧拍摄古树，全程要1周的时间。大强非常兴奋，认为这是一次真正意义上的野外穿越摄影，便急忙与同学联系报名，搜索野外穿越攻略，订购装备物品。

　　好不容易等到放假，大强和4位同学组成的队伍立刻向目的地进发。经过两天的旅程，大强一行终于到了此次穿越的大本营临沧市沧源县勐省镇。他们清点完物品后，重新分配打包，第二天一早便按网上找到的穿越攻略路线出发。一路上天气格外的好，大家心情也不错。按路线进山后，人烟稀少、风景秀美，俨然一片世外桃源。晚上扎营露宿，头顶繁星点点。第二天大强一行已经进入糯良乡境内。就在这天上午出现了意外。大强在拍摄一株古茶树时，从树枝上掉下一条蛇，将大强的右前臂咬伤。大家手忙脚乱地用树枝赶走蛇后，帮大强挤了伤口的血，在上臂上用绳子绑好。大强被咬后没有什么感觉，但大家觉得还是保险为妙，带着大强下山去糯良乡卫生院。大家轮流背着大强，约半小时他们才走到公路，拦了辆车便去乡卫生院。此时大强的伤口已经出现肿胀，伤口旁起了小血疱，大强觉得很痛，头也很晕。

　　一进卫生院，同学们一边扶着大强，一边急促呼喊医生。卫生院尼茸医生赶紧将大强引进急诊室，检查发现大强右臂因捆扎太久变成暗红色，忙松解上臂的绳子。右前臂皮肤有两颗牙痕伤口，周围出现了血疱，周边皮下有小块瘀斑，心率106次/分，呼吸相对平缓，但大强自述头晕、全身乏力。尼茸医生用过氧化氢溶液（双氧水）冲洗了大强的伤口，然后在伤口附近注射了胰蛋白酶，随后安排大强输注平衡液并吸氧。尼茸医生询问了同学毒蛇的样子，但大家当时在慌乱下没人注意到毒蛇的特征，于是医生开具了精制抗蛇毒血清的处方，嘱护士进行皮试。护士给大强进行皮试，结果为阳性。同行队友见大强中毒症状情况似乎很严重，于是催促护士紧急注射，可是护士和尼茸医生不同意。

第二幕

护士询问完尼茸医生后便给大强继续处理，同学们看到护士配完药后给大强只注射一点点，然后又等待很长时间，再继续注射，期间还不断反复地询问大强呼吸是否费力、有没有不适，翻来覆去就这几句话。同学们心急如焚地等待了1个多小时，护士才把"救命药"打完。然后安排大强转至卫生院的留观病房。到了晚饭时分，大强中毒症状逐渐缓解，他很抱歉地看着大家，一次期待的野外摄影就这样中断了。大家看到大强好转，松了一口气，同时还抱怨护士注射太慢。在乡卫生院待了3天后，尼茸医生看到大强恢复，同意大强出院。遭此变故，一行人只好返回学校。

过了2周，大强又开始发热了，身上还有一些皮疹，指关节肿痛。大强觉得是被毒蛇咬伤的后遗症，便在同学的陪同下去了校医院检查。校医院的医生询问了大强有关病史，同行队友认为可能是医生护士当时输注抗蛇毒血清时延误病情所引发。医生没有理会，查体发现淋巴结肿大。相关实验室检查显示尿蛋白（+++），血常规和其他结果正常。

参考资料

1. 曹雪涛 . 医学免疫学 [M]. 7 版 . 北京：人民卫生出版社，2018.

2. 国家药典委员会 . 中华人民共和国药典（三部）[M]. 北京：中国医药科技出版社，2015.

PBL 案例学生版

轻舞飞扬

课程名称：感染与免疫模块

使用年级：二年级

撰 写 者：辛　岗

审 查 者：PBL 工作组

汕头大学医学院
ShanTou University Medical College

第一幕

　　她从小喜欢跳舞，是个非常爱美的女孩，人们都叫她"轻舞飞扬"。轻舞飞扬今年19岁，正在上大学二年级。她很喜欢大学的丰富多彩的生活，一入学就参加了学校的舞蹈社团，每天白天上课学习，晚上就去练习舞蹈。学校的大大小小的比赛都积极参加，似乎从来不知道累。

　　最近一段时间轻舞飞扬自己感觉有点不对劲，她每晚练习完后总是感觉非常疲倦，膝关节有些疼痛，有时候脚踝还会有些肿。社团的同学也都说她脸色不好，劝她休息几天。她也觉得可能是练习太累了，就减少了练习的时间，关节疼痛好些了，可是还是感觉疲倦。最近几天感冒，有些发热，体温38℃左右，梳头的时候大把大把地掉头发，脸上和身上还起了红斑，关节又开始疼了。

　　她来到医院，医生询问了病程，建议进行血液和尿液检查。血液自身抗体检查结果显示：荧光法抗核抗体（ANA）1:1000阳性，颗粒型；抗dsDNA抗体阳性；抗Sm抗体阳性。血清学检查：C3 245 mg/L（800～1600 mg/L），C4 35 mg/L（130～370 mg/L）。血常规：Hb 90 g/L（120～150 g/L），RBC $2.83×10^{12}$/L〔（3.5～5.5）$×10^{12}$/L〕，其余正常。尿液检查：潜血阳性，尿蛋白（++）阳性，余阴性。

　　医生考虑是一种自身免疫病，需要住院明确病理类型，综合评估病情活动度，制订治疗方案。

第二幕

　　住院后血液检查结果显示：血肌酐（Scr）83 μmol/L（52 ～ 133 μmol/L），BUN 4.6 mmol/L（4.6 ～ 8.6 mmol/L），Alb 30 g/L（35 ～ 45 g/L）。

　　肾活检病理结果：免疫荧光，3 个肾小球：IgG（+++），IgA（+++），IgM（++），C3（+++），C1q（++），FIB（++）；光镜，可见 26 个肾小球，系膜细胞和系膜基质弥漫中度增生，可见核碎裂，肾小球内大量免疫复合物沉积，伴有淋巴细胞和中性粒细胞浸润。

　　轻舞飞扬被确诊为系统性红斑狼疮，使用糖皮质激素和环磷酰胺治疗好转出院。医生嘱继续坚持治疗，定期复查。回到学校后，轻舞飞扬开始上网查询这个病和治疗的药物，网上说长时间激素治疗后，人会变胖和股骨头坏死，她担心以后都不能跳舞了；还听说环磷酰胺对人体损伤很大，对将来的生育也有影响；同学们也都这么说，她就停了药。3 个月后，轻舞飞扬又出现了颜面红斑、水肿、关节肿痛等症状。她听说这个病用利妥昔单抗（美罗华）治疗效果不错。于是，带着一大堆问题，她再次来到了医院复诊。

参考资料

1. 《医学免疫学》自身免疫病章节（各版本教材均可）
2. 《风湿病学》系统性红斑狼疮章节（各版本教材均可）

PBL 案例学生版

疫苗之殇

课程名称：感染与免疫模块

使用年级：二年级

撰 写 者：辛 岗

审 查 者：PBL 工作组

第一幕

2016 年 5 月 10 日上午，护士小李像往常一样，在接种室里给宝宝们接种疫苗。一名女子忽然冲了进来，指着小李说："都是你，害了我的儿子！"该女子情绪非常激动，抓住小李的头发厮打起来。突如其来的医闹，把当班的护士们都吓傻了，待在原地不知道怎么办。护士长赶紧跑过来劝阻，女子仍然不松手。护士长马上报了警，医院保安、警察陆续到场，控制了该女子。警方透露，该女子姓陈，30 岁，她大闹医院的原因，与儿子接种疫苗有关，儿子刚刚过完百日，却瘫痪了！

事情的起因是这样的。陈女士的儿子今年 2 月 5 日出生，她已经有一个女儿，对这个儿子格外珍惜。4 月 8 号，她带儿子来医院接种室接种疫苗，当时用凉开水化开糖丸喂给孩子。大概 1 周后儿子开始发热，38.5 ℃，在社区门诊用了退热药，五六天后总算退热了。可随后发现儿子右侧下肢软且活动较少，遂来医院就诊。患儿入院后血细胞及抗体检测结果显示细胞免疫缺陷，体液免疫正常：其中 CD4$^+$ T 细胞 27.0%（正常值：42% ~ 51%）和 NK 细胞 6.3%（正常值：7% ~ 40%）低于正常值，其余正常；IgM、IgG、IgA 正常。

体检发现，左侧肢体肌力正常，肌张力适中，腱反射存在；右上肢肌力正常，右下肢肌力下降，肌张力低，腱反射未引出。肌电图检查表现为神经源性损伤，磁共振成像（MRI）显示脊髓前角见异常信号。初步诊断为"急性松弛性瘫痪"（原因待查）。陈女士认为和之前接种疫苗有关，一时难以控制情绪，就来大闹接种室。

第二幕

陈女士儿子被收入院。主管医生采集双份粪便标本送省疾病预防控制中心（CDC）脊髓灰质炎病毒实验室检测。2 周后结果回报分离到Ⅲ型疫苗相关脊髓灰质炎病毒。随后经国家 CDC 脊髓灰质炎实验室测序证实有 7 个核苷酸变异，定性为高变异株病毒。最终诊断为疫苗相关的脊髓灰质炎。医生耐心地给陈女士解释，我国使用的脊髓灰质炎减毒活疫苗有发生突变、恢复毒力的可能，加上孩子本身的免疫缺陷，更增加了患病的机会。目前没有药物可用于特异性的抗病毒治疗，回家后需要对孩子右下肢的运动功能进行康复训练。

2 个月后医院神经内科专家随访复诊，患儿双上肢、左下肢肌力正常，肌张力正常，腱反射正常；右下肢肌力略恢复，肌肉略有萎缩。

陈女士认为这件事得有人负责，也希望这样的悲剧不要再次上演。同时联想到近期发生的"山东非法疫苗案"，陈女士最后以"疫苗不合格、卫生防疫部门和疫苗接种单位有过错"为由对医院、卫生防疫站和省卫生厅一并提起了民事诉讼。

参考资料

1. 张勇，严冬梅，赵月萍，等．1 例疫苗相关麻痹型脊髓灰质炎的免疫缺陷患者持续排出疫苗衍生脊髓灰质炎病毒．中国计划免疫，2006，12（3）：161-167．

2. 王红增，张朱佳子．2007 - 2011 年北京市西城区疫苗相关麻痹型脊髓灰质炎临床特征及危险因素分析．疾病监测，2013，28（10）：818-822．

3. 陈丽娟，张合润，王玉梅，等．北京市疫苗相关的麻痹型脊髓灰质炎病例浅析．中国计划免疫，1999，5（4）：193-196，207．

4. 杨洁，黄芳，张世英，等．深圳市 2005—2012 年脊髓灰质炎疫苗相关病例流行病学分析．微生物学免疫学进展，2014，42（02）:31-34．

5. 马敬仓．菏泽市一例Ⅲ型高变异疫苗相关麻痹型脊髓灰质炎病例的调查．现代预防医学，2014，41（21）:3993-3995,4001．

6. 张丽芬，余文周，温宁，等．疫苗相关麻痹型脊髓灰质炎的发生和流行病学特征．中国疫苗和免疫，2015，21（01）:101-107．

7. 周庆荣．浙江省江山市首例口服脊髓灰质炎减毒活疫苗致疫苗相关病例的调查分析．疾病监测，2014，29（05）:407-408．

8. 何益新，储瑞萍．一起因服用脊髓灰质炎疫苗而引起相关病例的诉讼案．中国卫生监督杂志，2000，7（06）:262-263．

9. 曹家穗，吴祖云．一起疫苗相关病例引起的诉讼案评析．浙江预防医学，2002,07:61．

PBL 案例学生版

战"痘"的青春

课程名称：感染与免疫模块

使用年级：二年级

撰 写 者：苏 芸

审 查 者：PBL 工作组

汕头大学医学院
ShanTou University Medical College

第一幕

　　江小帅，大二学生，平时非常喜欢运动，是学校短跑队的队长。小帅个子高，人也帅，但他有个小烦恼：脸上和背上爱长"青春痘"。脸上的"痘痘"老是光顾，小帅觉得很碍眼，平时就爱去尝试广告上的祛痘药膏，但效果不明显。后来，发现用手指甲去挤压挺方便的，虽然有些疼，但出些血和脓水后，没几天就好了，所以，脸上"痘痘"一冒头，就直接挤压了。

　　今年6月初，学校要开校运会了，小帅加大了训练强度。每次练习过后他都是汗流浃背，筋疲力尽，有时还没洗澡就躺在床上睡着了。1周前，小帅右脸颊和鼻翼处又新冒出了好几颗痘痘，按压的时候感到疼，他还是顺手挤了几下，出了些血。晚上准备冲澡时，他发现自己右乳外侧近腋窝处长了一个又红又肿、如黄豆大小的包，上面有小白点，按压下去还挺痛。小帅心想这和脸上长的青春痘差不多，就和以往一样，用手指甲使劲挤压。挤压时疼得厉害，出了血和脓水，之后就没再注意。3天前小帅突然发热，高达39.5℃，还伴有寒战。呼吸时他感觉胸部被针刺一样痛，吸气时加剧；咳嗽，还伴有黏稠黄色痰。小帅以为自己得了重感冒，心里着急，但为了不影响练习，就自行服用了舍友前几天用剩下的退热药和红霉素，但症状没有缓解。今天早上，小帅起床时发现自己右侧膝关节又红又肿、疼痛，无法行走。这时小帅意识到情况严重，在舍友的帮助下去了市中心医院。

　　到医院后，急诊医生详细询问了小帅的发病经过与既往病史，并进行了仔细的检查。体格检查显示：体温40.5℃，血压130/85 mmHg，心率110次/分，呼吸28次/分。急性面容，神志尚清，烦躁，气促，右锁骨下皮肤见一2 cm×2 cm炎症肿块，无波动感，右乳外侧近腋窝处皮肤见一红色肿物。胸部叩诊浊音，双肺可闻及湿啰音，腋下有磨擦音，心音正常，腹软，肝脾仅可扪及，右膝关节红肿、有压痛、活动受限，双下肢无水肿。

　　辅助检查：

　　1. 血常规：WBC $48×10^9$/L，中性粒细胞占83%，且伴核左移，淋巴细胞10%，RBC $4.5×10^9$/L，Hb 130 g/L，Plt $176×10^9$/L。

　　2. X线检查：双肺呈大片状阴影，肋膈角钝圆。

　　3. 血培养：细菌培养＋药敏试验。

第二幕

　　医生考虑败血症(病原菌待查)。入院后由于病情比较急,遂给予氧氟沙星、先锋霉素Ⅳ(静脉滴注)。2天后体温仍39℃,血培养未见细菌生长。重新采血后(寒战发作时采血)送血培养及药敏试验并加服红霉素,第二次血培养有金黄色葡萄球菌生长。药敏试验结果显示该菌对青霉素、链霉素、卡那霉素耐药,对氧氟沙星、苯唑西林、先锋霉素Ⅳ中度敏感,对头孢曲松、万古霉素、红霉素高度敏感。因此,医生停用氧氟沙星、先锋霉素Ⅳ,改用头孢曲松,继续口服红霉素。

　　入院第11天,大学室友听说他好转了都来探望。小帅原来的肺部、关节症状虽然都已改善,但却开始出现食欲不振,呕吐,每日腹泻十几次,水样便还夹有黏膜样物。大家都感到非常疑惑:“不是好转了吗?怎么又出现其他新的症状了?”“该不是在医院里被别人传染了吧?”

　　针对这些症状,医生将小帅的粪便送去镜检。病理结果显示假膜性肠炎。医生向小帅说明了情况,并做了处理:改用敏感抗生素,补充液体与电解质,辅以活菌制剂。入院21天后,小帅痊愈出院,医生嘱咐出院后注意合理膳食、运动与个人卫生,不要随便挤压青春痘。出院后江小帅还心有余悸:“想不到挤个青春痘,差点将我的青春也挤走了。”

参考资料

1. 李凡，徐志凯 . 医学微生物学 .9 版 . 北京：人民卫生出版社 ,2018.

2. 张学军，郑捷 . 皮肤性病学 .9 版 . 北京：人民卫生出版社 ,2018.

3. 杨宝峰 . 药理学 .9 版 . 北京：人民卫生出版社 ,2018.

PBL 案例学生版

戴钰的血痰

课程名称：感染与免疫模块

使用年级：二年级

撰 写 者：王革非

审 查 者：PBL 工作组

第一幕

戴钰今年 29 岁，由于家庭经济拮据，3 年前离开家乡，告别丈夫和孩子，与同乡们一起来到汕头打工。她在汕头的一家制鞋厂做了多年粘胶工，工作很努力负责，得到了老板和同事们的肯定，连续两年被评为所在工线的劳模。今年春节前她从一名普通的粘胶工升任为粘胶工线主管，虽然每周的工作时间更长了，但收入增加不少。为节约房租开支，戴钰和其他几位粘胶车间的打工妹挤在不足 10 平方米的出租房内，卫生条件很差。随着职位的上升和收入的增加，春节后，戴钰在厂附近租了一套一居室的房子，将 4 岁的女儿和婆婆接来汕头，戴钰终于和朝思夜想的女儿在一起了。婆婆对戴钰也很好，看到她工作辛苦、身体消瘦，常常做她喜爱的家乡菜。戴钰平时上班忙，婆婆还可以帮忙带孩子，戴钰对目前的生活和工作还算满意。

戴钰 1 年多来总是咳嗽、胸闷，以前同在一起住的几位粘胶车间打工妹也是常年咳嗽，但看着也挺健康的，她认为是粘胶车间的有机溶剂刺激所致，觉得自己的身体应无大碍。近日出现发热、咳嗽、全身乏力，于是请假休息了几天，虽咳嗽一直没有好，但身体感觉有所恢复，就去上班了。可是，戴钰刚刚恢复上班没几天，在午饭后感觉又开始发热，身体非常疲倦，当天夜里戴钰一阵剧烈的咳嗽，惊坐起来后发现咳出的除了痰还有血，也出了一身汗。戴钰心里一阵紧张，第二天一早便去医院就医。

医生接诊后，查体结果如下：体温 37.9 ℃，心率 86 次 / 分，呼吸 27 次 / 分；体格发育正常、面部消瘦、脸色苍白，神志清楚。胸部 X 线平片显示双肺纹理增粗，有大小不等的结节状阴影。

第二幕

医生进一步开具了实验室检查，痰液培养和抗酸染色检查为阴性。PPD 检测结果为强阳性。医生看了结果后，再次取痰，送痰液集菌涂片检查，抗酸细菌显示为阳性。医生诊断为肺结核，并填写了传染病报告卡和肺结核患者转诊单。

次日，戴钰去市结核病防治所就诊，结核病防治所的刘医生看了她的转诊单和传染病报告卡，告诉戴钰她属于肺结核初治涂阳患者，属于国家规定的结防机构提供免费治疗的对象范围，戴钰心中的一块石头落地了。刘医生宣讲了免费治疗政策和规范化治疗疗程的注意事项，给她开了耐药基因检验单、药敏试验检验单和肝功能检查单，告诉她第二天再来取药。次日戴钰再次去结核病防治所，医生给她开了乙胺丁醇、异烟肼、利福平、吡嗪酰胺，告诉她要按时按量服用药物，并按时复查和检测肝功能，如有不适及时告知医生。

刘医生询问戴钰的生活和工作情况，得知戴钰工友中亦有一些人常年咳嗽，戴钰目前和婆婆、女儿住在一起，医生建议她的工友以及家人也要来进行检查。但戴钰隐隐地担忧，担心工厂知道后自己会失去工作。此外，戴钰更加担心的是家人，虽然前天晚上已和婆婆一起消毒了房间，但她们已一起生活了 2 个多月，女儿和婆婆倒是没有咳嗽，但不知是否意味着她们还健康。女儿小时候经常感冒，好几次预防针因而没打，1 岁后又因为自己外出打工，也不知丈夫和婆婆有没有继续带女儿去卫生院打预防针，以后如何能让女儿和婆婆避开结核的魔爪呢？

参考资料

1. 李凡，徐志凯. 医学微生物学. 9 版. 北京：人民卫生出版社，2018.

2. 肖东楼. 结核病防治管理办法实施手册. 北京：人民卫生出版社，2013.

3. World Health Organization. Guidelines for surveillance of drug resistance in tuberculosis. 5th edition. Switzerland：WHO Library, 2015.

4. Zignol M，Dean AS，Falzon D，et al. Twenty years of global surveillance of antituberculosis-drug resistance.New England Journal of Medicine, 2016, 375：1081-1089.

5. 卫生部. 传染病信息报告管理规范. 北京：中国法治出版社，2006.

PBL 案例学生版

难以启齿的烦恼

课程名称：感染与免疫模块

使用年级：二年级

撰 写 者：辛 岗

审 查 者：PBL 工作组

汕头大学医学院
ShanTou University Medical College

第一幕

小丽今年 27 岁，在广东一家银行上班，工作很忙，但她兢兢业业，从来不抱怨。平日身体很好，很少吃药。1 个月前发现前胸与后背有皮疹，不痛不痒，自己认为可能对什么东西过敏了，就去药店买了氯苯那敏（扑尔敏）来吃，但是似乎没有好转。近几天，发现手掌和脚掌也出现红色皮疹，还有点脱皮，就来到了皮肤科门诊看病。

医生检查后发现，小丽一般情况好。躯干、四肢见广泛分布的圆形及椭圆形的淡红色斑疹，无鳞屑和水疱，手掌与脚掌散在分布圆形暗红色斑疹，上附少许鳞屑。双侧腹股沟可触及花生米大小的淋巴结肿大，质硬、活动良好、与周围无粘连、无压痛。其余体格检查未见异常。

医生告诉小丽，她可能得了一种性病，要做进一步检查明确，并让她的丈夫也来检查一下。小丽听了医生的话犹如晴天霹雳，不明白自己老老实实一个人怎么就能得了性病！难道是丈夫？……她不敢再想了。

第二幕

　　小丽的化验结果回报：快速血浆反应素（RPR）阳性，滴度 1:32；梅毒螺旋体血凝检测（TPHA）阳性。小丽被诊断为二期梅毒。医生给她开了苄星青霉素治疗，240 万 U，分两侧臀部肌内注射，每周 1 次，共 3 次。小丽在首次注射几小时后感觉全身乏力、腰酸背痛、发热、头痛，体温 38.5 ℃，皮疹颜色加深。未经特殊处理，数小时后症状缓解，体温恢复正常。

　　小丽的丈夫也来到医院，经询问称几个月前阴茎部曾长过"溃疡"，直径 1 cm 左右，圆形，边缘整齐，不疼，而且很快就好了，所以没有理会。虽然有时尿道口有牛奶颜色的白色分泌物，但没有其他明显不适。他认为自己没病，拒绝进一步检查和治疗。

　　小丽因为这件事非常烦恼，虽然有很多问题，但难以启齿，不知道该问谁。治疗 2 周后她的皮疹全退了，1 个月后复查 RPR 也阴性了。她迫不及待地询问医生："我现在是不是治好了？以后是不是不会再得了？这个病到底是不是老公传染的？如果是，他一定对我和家庭不忠，我该不该和他离婚？我家里还有一个 1 岁的孩子，孩子怎么办？"

参考资料

1. 葛帮友 . 376 例梅毒患者临床分析 . 中国麻风皮肤病杂志，2006，22（8）：656-657.

2. 林珍珍，林莉莉 . 二期梅毒赫氏反应 2 例报告 . 皮肤病与性病，1996，18（2）：62-63.

PBL 案例学生版

小唐媳妇苦闯鬼门关

课程名称：感染与免疫模块

使用年级：二年级

撰 写 者：苏 芸

审 查 者：PBL 工作组

第一幕

　　杏花村的临时病区，医生正和小唐说："我们一定全力以赴，但是这个病越是怀孕晚期，病情越重，你媳妇怀孕8个月了，你要有心理准备。"小唐一听说"要有心理准备"，脑袋马上就蒙了："我媳妇得了啥病这么严重啊？"

　　原来，杏花村的小唐家有一媳妇，今年29岁，从母亲那儿继承了养猪的好本领。自母亲2年前肝硬化去世后，她已是村里河涌上游养猪场的第一养猪能手。今年初她怀孕了，现已有8个月。10多天前，小唐媳妇总感觉右边肚子不舒服，胀痛，还感到恶心，呕吐。全身没有力气，也吃不下饭。她以为是怀孕月份大了的缘故，就向养猪场请了假，想着休息一阵子就好，但症状一直没有改善。近几天，小唐媳妇感到右上腹胀痛越来越明显，已经无法起床，浑身发热，自己量体温38.5 ℃。全身瘙痒，手脚关节也痛。她告诉小唐，她最近这段时间尿很黄，颜色像浓茶一样。小唐这才发现媳妇脸色很黄，眼白也黄。于是，小唐着急了，叫来帮手一起将媳妇送到了当地卫生院。

　　小唐媳妇被立即收住院。医生马上进行了一系列检查。查体：T 38.5 ℃，P 95次/分，R 20次/分，BP 140/90 mmHg。神志清楚，烦躁，脸色黄，巩膜中度黄染。心肺未见异常，腹部膨隆，妊娠腹形，肝脾肋下未触及，肝上界位于右锁骨中线第5肋间，肝区叩痛。双下肢无水肿。辅助检查：血常规：RBC 4.56×10^{12}/L，Hb 105 g/L，WBC 8.2×10^9/L，中性粒细胞70%，淋巴细胞25%，Plt 70×10^9/L。尿常规：BIL（＋），URO（＋），余正常。粪便常规正常。肝功能：血ALT 1382 U/L，AST 1302 U/L，血总胆红素270 μmol/L，直接胆红素180 μmol/L，白蛋白23.1 g/L，凝血酶原活动度35%。血清检查：HBsAg（－）、抗HBs（＋）、抗HBc（－）、HBeAg（－）、抗HBe（－）。

第二幕

　　在媳妇检查期间，小唐发现卫生院里有 30 多个村里人也因为出现了皮肤黄、尿黄来看病，据说是得了"黄疸"。他还听说这事已反映到市里，引起了高度重视。疾病预防控制中心已组织有关专家前往调查，经流行病学专家、感染病专家会诊，在当地卫生院建立了临时隔离病房，对患者进行救治；另一方面，正组织人员对当地水源进行监测与管理。

　　这会儿，感染病科主任拿着小唐媳妇的其他检查结果：抗 HCV（－），抗 HAV（－），抗 HEV IgM（＋）；肝胆 B 超：肝略增大，边缘钝圆，肝内弥漫性回声密集增强。主任耐心地给小唐解释病情："你媳妇得了急性戊肝，现在她怀孕 8 个月了，比起其他村民，病情要重很多；而且，在治疗过程中，胎儿也可能会受到影响，你要有心理准备。"主任在解释病情的同时，嘱咐管床医生与护士马上进行积极救治：卧床休息，补充高维生素，控制蛋白质摄入，给予足量糖类、低脂肪饮食，积极进行护肝治疗，抗生素预防感染，防止大出血，严密监测病情进展。经妇产科会诊，产科行保守观察，加强胎儿监测。医生还交代患者家属和护理人员对孕妇餐具和粪便进行严格监管。

　　怀孕 38 周，小唐媳妇在医护人员的积极努力下终于分娩，新生儿状况良好。产后 30 天，小唐媳妇肝功能恢复正常，痊愈出院。小唐媳妇终于闯过了鬼门关，生了个胖小子，母子平安。小唐乐得合不拢嘴了，还给医护人员送了一面锦旗，上面书写着"救死扶伤，华佗再世"。

参考资料

1. 李凡，徐志凯. 医学微生物学.9 版. 北京：人民卫生出版社,2018.

2. 李兰娟，任红. 传染病学.9 版. 北京：人民卫生出版社，2018.

3. 中华人民共和国国务院. 突发公共卫生事件应急条例.2003-05-09.

4. 中华人民共和国卫生部. 突发公共卫生事件与传染病疫情监测信息报告管理办法.2003-11-07.

PBL 案例学生版

医患共患难

课程名称：感染与免疫模块

使用年级：二年级

撰 写 者：王革非

审 查 者：PBL 工作组

汕头大学医学院
ShanTou University Medical College

第一幕

2014 年的春节假期，小刘忙得不亦乐乎。他去年开始在汕头澄海经营一家特色农家乐，依靠其土窑走地鸡的招牌菜，慕名而来的客人很多。他负责屠宰烧制走地鸡，父母招呼各位客人，生意做得红红火火。春节刚过，小刘开始高热，体温 40 ℃，全身肌肉痛，有些咳嗽、咳痰，但是没有明显的鼻塞和流涕。他想可能是感冒了，就像平时一样，喝了一大杯水，躺在床上休息。通常很快就会退热好起来。可是这次咳嗽越来越严重，热也不退，在父母的坚持下，小刘来到了急诊。

急诊诊断为肺炎，2 月 5 日小刘被收入呼吸内科住院治疗。管床赵医生给小刘使用了美洛西林／舒巴坦钠、左氧氟沙星联合治疗。实验室检查结果显示：CRP 65.5 mg/L（≤ 10 mg/L），血常规及其他生化指标正常；痰液培养阴性。

虽经治疗，但小刘病情仍继续恶化。2 月 10 日凌晨出现寒战、发热、呼吸困难，值班护士将已经值班 24 小时的赵医生喊起，赵医生给患者加大吸氧量，并改用莫西沙星、阿米卡星、糖皮质激素进行治疗，随着患者呼吸困难减轻，忙碌了一天一夜的赵医生跑到天台抽烟放松，随后交班后回家休息。

小刘的病情似乎有所好转，但 2 月 21 日赵医生却病了，发热、头痛。赵医生向钱主任申请调班休息，并和钱主任讨论了小刘的病情。钱主任考虑到小刘有活禽接触史，为排除禽流感，取咽拭子送 CDC 检测。

2 月 23 日，CDC 结果回报，小刘送检的样本流感病毒阴性。赵医生病情开始加重，发热、寒战、头晕、头痛，并出现胸闷、咳嗽和咳铁锈色痰，血常规结果显示外周血白细胞和中性粒细胞增加、淋巴细胞增加。次日，病情继续加重，右下肺湿啰音，CT 显示右下肺异常密度灶，病灶边缘呈轻度云雾状密度增高改变，为磨玻璃征；病灶内另见更大片密度增高改变，为实变征。赵医生也住进了他自己工作的呼吸内科。

第二幕

2月26日，小刘病情好转，停止了抗生素治疗。赵医生的病情却急转直下，体温41 ℃，胸闷，出现了急性呼吸窘迫综合征和休克。立刻于ICU行气管插管机械通气，肺功能、心功能、肝功能继续恶化，治疗小组给予多西环素、阿昔洛韦、奥司他韦、甲泼尼龙等治疗。

3月1日，CDC结果回报，赵医生H7N9阳性。加用帕拉米韦，并转至广州呼吸疾病研究所进行后续治疗。

赵医生没有接触过活禽，近期只接触过小刘这一位流感疑似患者，但小刘检验结果却是阴性，目前H7N9人传人的确凿证据不足，但鉴于赵医生曾是小刘主管医生，因此钱主任还是给小刘进行了奥司他韦抗流感病毒治疗，同时要求所有诊疗相关人员佩戴N95口罩。

再次取小刘的痰液送检，结果显示H7N9阳性并分离得到病毒。

参考资料

1. 李凡，徐志凯 . 医学微生物学 . 9 版 . 北京：人民卫生出版社，2018.

2. Farooqui A，Liu W，Zeng T，et al. Probable hospital cluster of H7N9 influenza infection. New England Journal of Medicine, 2016, 374:596–598.

3. Gao R，Wang L，Bai T，et al. C–Reactive protein mediating immunopathological lesions: a potential treatment option for severe influenza A diseases. E Bio Medicine, 2017, 22:133–142.

4. Gautret P，Gray Gc，Charrel Rn，et al. Emerging viral respiratory tract infections–environmental risk factors and transmission. Lancet Infectious Diseases, 2014, 14:1113–1122.

5. Yu H，Cowling Bj，Feng L，et al. Human infection with avian influenza A H7N9 virus: an assessment of clinical severity. Lancet, 2013, 382:138–145.

PBL 案例学生版

致命肠病

课程名称：感染与免疫模块

使用年级：二年级

撰 写 者：苏　芸

审 查 者：PBL 工作组

汕头大学医学院
ShanTou University Medical College

第一幕

2016 年 11 月 29 日，某三甲医院的消化内科门诊来了一位名叫小孔的患者，35 岁，面容憔悴，消瘦。一到门诊，他就迫不及待地向主诊大夫诉说了他过去半年来的求医之路。半年前，小孔不明原因出现间断脐旁绞痛和腹泻。每天发作 4～5 次，腹痛，均排黏液血便，在当地医院多次就诊，经过一段时间的糖皮质激素治疗后，症状近半年来仍然未能改善，严重影响生活质量。1 个月前他除腹泻外还开始出现间断发热，体温波动在 38～38.5 ℃；1 个月内体重下降了 4 kg，还时常感到乏力、疲倦。最近 1 周，咽喉部时常感到不舒服，口咽部可见白色的斑片状膜。颈部与腹股沟处还可摸到多个肿大的结节，按压不痛。

于是，小孔在家人陪同下前往某市三甲医院进一步求治，被收住院。医生从小孔口中得知，他 8 年前曾作为援建人员到博茨瓦纳工作。期间他曾遭到一次严重的工程作业事故。在救治过程中，医生给他输了 800 ml 库存血。患者伤好出院后，就回到了自己的家乡。2 年前小孔在家乡娶亲，夫妇俩暂时还没有孩子。

第二幕

　　住院后医生经过初步分析认为炎性肠病合并其他感染的可能性大，于是进行一系列指标的检查，结果显示：HIV 初筛（＋），待疾控中心复检确诊；抗巨细胞病毒（CMV）抗体（＋），CMV DNA 400000 copies/ml；白细胞 4100/mm³，T 细胞 1722/mm³；T 细胞淋巴亚群：CD4⁺ T 淋巴细胞 223/mm³，CD8⁺ T 淋巴细胞 1020/mm³。口咽部斑片状膜镜下显示：白假丝酵母菌（＋）。12 月 1 日中午，患者因出现肠穿孔，紧急转胃肠外科行急诊手术，术后转 ICU 监护治疗。

　　术后，院内专家医生针对小孔术前、术后的综合报告，对该患者病情进行详细分析，结合术后病理与 HIV 确诊试验（＋）结果，认为患者为 HIV 感染合并 CMV、白假丝酵母菌感染（艾滋病期）。这时病区主任将患者病情详细地告知小孔的妻子，并建议他的妻子也进行相关的筛查。妻子获知患者的病情后，身体发软，哭着坐到了地上："艾滋病，这可咋办啊？我怀孕 1 个多月了，肯定传染上了。没有药，治不好，得了这个病，别人怎么看我们家，咋活啊……"

参考资料

1. 李凡，徐志凯. 医学微生物学. 9版. 北京：人民卫生出版社, 2018.

2. 李兰娟，任红. 传染病学. 9版. 北京：人民卫生出版社, 2018.

3. 张学军，郑捷. 皮肤性病学. 9版. 北京：人民卫生出版社, 2018.

4. 杨宝峰. 药理学. 9版. 北京：人民卫生出版社, 2018.

5. 参考学习目标网站：www.unaids.org

PBL 案例学生版

恶魔缠身

课程名称：感染与免疫模块

使用年级：二年级

撰 写 者：李春燕

审 查 者：PBL 工作组

第一幕

　　年近 50 的老陈是岭南广西玉林市人，自 2014 年 12 月至 2017 年 2 月 18 日一直在非洲安哥拉的本哥拉建筑工地务工，期间从未离开。在非洲，老陈体验了与家乡完全不同的"异国风味"。雨季高温湿热、蚊虫叮咬实在让人难耐，尽管公司配发了蚊帐，但是他与同去的几十位工友为了获得片刻的凉爽，时常穿着背心、短裤坐在屋外的树下乘凉，以缓解劳作的疲惫。

　　2 月 21 日他即乘车回到大新村家中。没想到，回国刚过 1 周，他就病了。起初的症状与平常感冒没什么不同，就是怕冷、发热、背部肌肉酸痛、头晕及隐隐的头痛。可是之后的情况越来越糟，不仅发热持续不断（体温波动在 38.0 ~ 39.2 ℃之间），而且头晕、头痛加重，还伴有呕吐、腹泻和口渴，老陈只得去乡卫生院看病。卫生院的大夫都是同乡熟人，很快给他输了液，效果很好，体温下降，舒服多了……可是还没等老陈完全清醒过来，高热再次袭来，而且冷热反复，冷时浑身发冷、颤抖，伴随大量出汗，全身无力。2 月 27 日—3 月 4 日期间，老陈病情迅速加重，尿液颜色变深，呈浓茶样，在同乡医生的强烈建议下，3 月 5 日转院至玉林市红十字会医院，当天以"急性胆囊炎"收住肝病科。

　　入院各项检查如下：腹部 B 超提示肝右叶内一增强回声团，胆囊壁毛糙，脾大。体温 38.8 ℃，脉搏 107 次 / 分，呼吸 20 次 / 分，血压 109/69 mmHg，皮肤、巩膜重度黄染，无咽喉肿痛，无咳嗽，心肺正常，无腹痛腹泻。血常规白细胞 9.61×10^9/L，中性粒细胞 7.62×10^9/L、淋巴细胞 1.51×10^9/L、单核细胞 0.45×10^9/L、红细胞 3.76×10^{12}/L、血细胞比容 0.311、血小板 25.00×10^9/L；血生化总胆红素 147.1 μmol/L、间接胆红素 101.6 μmol/L、总蛋白 49.2 g/L、谷草转氨酶 98.0 U/L。尿液检查：尿胆红素阴性，尿胆原阳性（+++）。

第二幕

　　当晚，主治大夫详细了解和分析老陈的发病经过后，急查了血液标本，血涂片镜检（如下图）报告发现疟原虫（未分型），随后老陈以疟疾转到感染内科。

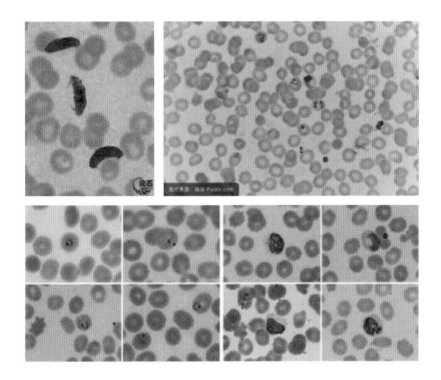

　　3月6日，玉林市疾病预防控制中心专业人员核实血涂片镜检诊断为间日疟、恶性疟合并感染。下午6:30注射青蒿琥酯120 mg，后2日每日注射60 mg，可怕的是老陈各项指标并无好转迹象，生命危在旦夕……难道遇见"超级疟疾"了？主治大夫即刻查阅资料，当机立断，加伯氨喹45 mg、阿莫地喹50 mg联合用药抗疟，4天后的血涂片镜检显示疟原虫密度开始降低，老陈病情终于不再继续恶化，与死神擦肩而过。老陈自述："得了疟疾可谓生不如死，用药后腰就像断了一样，浑身发飘……"

　　3月16日，老陈好转（各项检验指标趋于正常），正确的诊断和联合用药在危急时刻控制住了病情，挽回了他的生命。医生告诉他，他是幸运的，他在非洲同时感染了间日疟和恶性疟，如果再来晚些，发展为脑型疟，就真的是"恶魔附身"，极有可能丧命，国内就有这样的患者因诊断不明、延误治疗而死亡。出院时大夫对他反复强调要密切观察身体反应和变化，定期做血样复查，如出现溶血反应立即就医，刻不容缓。

死里逃生的老陈惦记着在非洲和他一起工作过的工友们，他赶紧把自己噩梦般的经历，尤其是在院期间医生们给他普及的疟疾知识转达给他们，让他们远离"恶魔"。

参考资料

1. 全信斌，卢耀娟，詹晓瑜，等. 1 例输入性恶性疟疾病例的调查报告. 中国热带医学，2011, 11(9):1170-1170.

2. 邓星超，秦忠营，王宇峰. 疟疾病例 1 例报告. 应用预防医学，2008, 14(1):16-16.

3. 姚立农，张玲玲，阮卫，等. 浙江省 5 例输入性疟疾误诊病例的病原学诊断分析. 中国寄生虫学与寄生虫病杂志，2013, 31(3):221-223.

4. Blasco B, Leroy D, Fidock DA. Antimalarial drug resistance: linking *Plasmodium falciparum* parasite biology to the clinic. Nature Medicine, 2017, 23(8):917-928.

5. Wang S, Dossantos A, Huang W, et al. Driving mosquito refractoriness to *Plasmodium falciparum* with engineered symbiotic bacteria. Science, 2017, 357(6358): 1399-1402.

6. Matthews K, Duffy SP, Myrandlapierre ME, et al. Microfluidic analysis of red blood cell deformability as a means to assess hemin-induced oxidative stress resulting from *Plasmodium falciparum* intraerythrocytic parasitism. Integrative Biology Quantitative Biosciences from Nano to Macro, 2017, 9(6):519-528.

7. Rathnapala UL, Goodman CD, Mcfadden GI. A novel genetic technique in *Plasmodium berghei* allows liver stage analysis of genes required for mosquito stage development and demonstrates that de novo heme synthesis is essential for liver stage development in the malaria parasite. PLoS Pathogens, 2017, 13(6): e1006396.

心血管与呼吸模块
案例

PBL 案例学生版

一样的命运，
不一样的结局

课程名称：心血管与呼吸模块

使用年级：三年级

撰 写 者：林常敏　吴北燕

审 查 者：PBL 工作组

汕头大学医学院
ShanTou University Medical College

第一幕

初春，流感又汹汹来袭。在粤东某市区，怀孕 6 周的小李不幸"中招"，好在休息几天后症状慢慢缓解。同时间，家住在农村的小英也经历了一样的流感，尽管她已经怀孕 7 周了，但她忙于照料家中的老人和 5 个小孩，无暇休息，好在感冒也很快痊愈。

几个月后，小李在市妇幼保健院足月顺产下一女婴，一家子为这个姗姗来迟的孩子充满了感恩。10 km 外的小英也在同一周、在自家中顺产一女婴，婆婆和丈夫都没有好脸色，对他们而言，家里需要的是可以传宗接代的男孩。

两个孩子出生后都白白胖胖的，可是到满月后，慢慢地脸色变得比较暗淡。产后 42 天，小李娃遵医嘱来到医院体检，医生看到孩子嘴唇明显发青，脸色也比同龄人"黑"，仔细检查了心脏，听到明显的杂音，遂告诉爸爸妈妈，孩子可能存在先天性心脏病，需要检查心脏超声以确诊。小李夫妇吓坏了，和医生说孩子出生后一直很正常，什么问题都没有，刚刚称体重比同天出生的娃还重 500 g，会不会查错了？心脏超声检查提示先天性心脏病，转到儿科就诊。儿科医生安抚了小李夫妇，手绘了心脏的图示，就着图用通俗易懂的话给他们解释了孩子的病，夫妇俩总算接受了孩子"有病"，需要进行手术治疗的事实。但他们还是心存侥幸，希望回家商量再手术，医生告诉他们，一定要定期复查，以免错过最佳的手术时机。夫妇俩又咨询了手术费用的事宜，医生告诉他们，孩子有正常医保的话，费用大约是 1 万多元。夫妇松了一口气，这在他们的承受范围内。

小英娃则无忧无虑地长大，虽然全身皮肤越来越黑，但爸妈也不以为然，认为娃就是这样的肤色。好在身体状况还行，偶尔感冒，但从不像隔壁家的小孩，动不动就肺炎住院，他们最骄傲的是 6 个孩子都在家出生，偶尔有小感冒自己在家喝凉茶就对付了，从来不用去医院。1 岁多时，小英娃随着哥哥去田里玩，突然脸色发青，不省人事，经卫生院转送到市内医院，检查后确诊了和小李娃一样的病。小英爸爸听说孩子的病情和费用，当即沉下了脸，表示孩子是超生的，没有医保，把全家卖了也凑不齐 10 万元巨款的手术费。

第二幕

小李夫妇带着娃回到家，爷爷奶奶听说病情都不肯相信，到处寻找偏方，希望可以免除可怕的手术。日子一天天过去，孩子的脸色越来越难看，嘴唇也不复之前的红润，逐渐变得发黑，但是活动、生长、进食仍和正常同龄人无异。就在孩子 15 个月、学会走路后 1 周，奶奶带着孩子来到小区游乐场玩，兴奋过度的小李娃突然晕倒，再次被送到医院。家人终于在医生的劝说下接受了手术。术后小李娃在家人的精心照料下，正常成长。

10 km 外的小英娃，随着年龄慢慢长大，晕厥的次数越来越多，她无法像同龄人一样蹦蹦跳跳，太剧烈的活动都会让她晕过去，有时候太难受了，她会求妈妈带她去医院"吸氧"，这样让她舒服很多。她也泪汪汪地问妈妈什么时候病能够好，妈妈抱紧了女儿，想起最后一次去市内医院住院时丈夫的话"就是有医保也不费这个钱，女儿都是赔钱货，回家等死吧！"

一样的命运，不一样的结局。

参考资料

1. 邹仲之，李继承. 组织学与胚胎学. 8 版. 北京：人民卫生出版社，2013.

2. 朱大年，王庭槐. 生理学. 8 版. 北京：人民卫生出版社，2013.

3. 李玉林. 病理学. 8 版. 北京：人民卫生出版社，2013.

4. 王卫平. 儿科学. 8 版. 北京：人民卫生出版社，2013.

5. 白人驹，徐克. 医学影像学. 7 版. 北京：人民卫生出版社，2013.

PBL 案例学生版

佟先生的痛

课程名称：心血管与呼吸模块

使用年级：三年级

撰 写 者：黄展勤

审 查 者：PBL 工作组

汕头大学医学院
ShanTou University Medical College

第一幕

　　佟先生，47 岁，是一个建筑队的包工头，平素喜欢油腻食物，几乎从不体育锻炼。每天抽烟 1 包，已有 26 年。去年冬天，佟先生饱餐后走到室外，他打了一个寒战，接着就感到胸部疼痛，犹如大石头压在胸口，同时感到左手指尖麻木，不敢继续行走，原地休息约 5 分钟后疼痛逐步消退。此后，类似情况在 1 个月内又发生 2 次，但没有到医院诊治。2 周前佟先生连日劳累后凌晨睡眠中突然再次感到胸痛，较之前程度加剧，微微出汗，稍感气促。疼痛持续 10 余分钟仍不见好转，自行含服速效救心丸后约 1 分钟，呃逆后疼痛逐步缓解。因为在电视中看到多次报道名人猝死家中，引起他和家人的重视，于是到全科医院门诊就诊。

　　体格检查：身高 174 cm，体重 89 kg，腹围 100 cm。血压 135/85 mmHg，心率 84 次 / 分，心、肺、腹部查体未发现异常。

　　血脂测定：三酰甘油 1.9 mmol/L（0.56 ~ 1.7 mmol/L），总胆固醇 11.1 mmol/L（3.1 ~ 5.7 mmol/L），HDL 0.6 mmol/L（0.9 ~ 2 mmol/L），LDL 8.8 mmol/L（0 ~ 3.4 mmol/L），空腹血糖 5.8 mmol/L（3.6 ~ 6.1 mmol/L）。常规心电图无异常。运动负荷心电图：阳性。

第二幕

　　佟先生拿着检查结果，回到接诊医生处。医生诊断为冠心病、心绞痛，给予佟先生肠溶阿司匹林、美托洛尔、硝酸异山梨酯（消心痛）和阿托伐他汀治疗。叮嘱佟先生在胸痛发作时需要立即舌下含服消心痛，并建议到心血管专科就诊。嘱咐他要戒烟、低脂饮食，用药 2～3 个月后复查血脂，如用药后胸痛仍发作，应提前复诊，以便调整治疗方案和进行必要的进一步检查。

参考资料

1. 李玉林 . 病理学 . 8 版 . 北京：人民卫生出版社，2013.

2. 杨宝峰 . 药理学 . 8 版 . 北京：人民卫生出版社，2013.

3. 葛均波，徐永健 . 内科学 . 8 版 . 北京：人民卫生出版社，2013.

4. 查锡良，药立波 . 生物化学与分子生物学 . 8 版 . 北京：人民卫生出版社，2013.

PBL 案例学生版

突然胸闷的李大伯

课程名称：心血管与呼吸模块

使用年级：三年级

撰 写 者：吴　凡　李吉林

审 查 者：PBL 工作组

汕头大学医学院
ShanTou University Medical College

第一幕

    李大伯今年 62 岁，老伴已经离世好几年了，唯一的儿子远在上海工作。退休以来，他一直孤单地一个人生活。李大伯居住的住宅小区附近有一家小卖部，已经开店十几年了，店主老王与李大伯挺聊得来，所以李大伯平时经常会去店里转转，与老王聊会天排解寂寞。

    去年单位曾组织给退休职工体检，当时发现李大伯血压轻度升高，血脂检查胆固醇也稍偏高。心电图检查如下图所示。

    当时医生建议进一步检查及服药控制。但李大伯自觉并无大碍，所以一直没怎么放在心上。

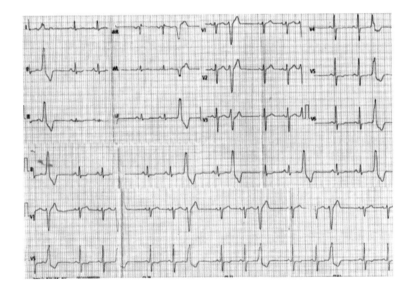

第二幕

一天上午，李大伯又来到小卖部，一坐下就对王老板说，今天早晨起床到现在胸口一直闷闷的，不舒服。他不禁感叹道："人老了，真是没用了！"老王关切地说："老李，看你今天的脸色确实不太好，要不要去医院看看？"正说着话，老王发现李大伯瘫坐在椅子上，捂着胸口，有气无力地说心跳得厉害，喘不上气来。王老板赶紧拨打了"120"急救电话，送到附近医院。

急诊科医生对李大伯急查了心电图，显示"室性心动过速"。医生给予静脉注射利多卡因治疗。李大伯的心电图仍显示"室性心动过速"，而且胸闷逐渐加重，呼吸急促，觉得头晕，测血压显示偏低。医生紧急对李大伯进行了心脏电复律治疗，李大伯的心律恢复正常，胸闷及其他症状逐渐缓解。

急诊科医生联系心内科病房将李大伯收入院进一步治疗。在住院期间再发"室性心动过速"一次，给予静脉注射胺碘酮后转为窦性心律。后经口服胺碘酮治疗，情况稳定出院。医生嘱李大伯1个月后来医院检查心电图、甲状腺功能等。

参考资料

1. 葛均波，徐永健. 内科学. 8 版. 北京：人民卫生出版社，2013.

2. 万学红，卢雪峰. 诊断学. 8 版. 北京：人民卫生出版社，2013.

3. 黄志力. 药理学. 上海：复旦大学出版社，2016.

PBL 案例学生版

头痛的老高

课程名称：心血管与呼吸模块

使用年级：三年级

撰 写 者：张忠芳

审 查 者：PBL 工作组

汕头大学医学院
ShanTou University Medical College

第一幕

48 岁的老高，自己经营着一家公司。平时工作很忙，经常陪客户吃饭。他每天吸烟 20 余支，喝酒都在半斤以上，有时候甚至一天喝两顿酒，即便没有应酬，他自己在家也要喝上 2 两才行。5 年前老高就被诊断为"高血压"，医生给他开了抗高血压药物，但他自己感觉没有什么不舒服，加上工作忙，经常忘了服药。老高的媳妇听人说吃西药副作用大，也不赞成老高吃药，倒是时常把在网上看到的各种偏方弄给老高吃。最近这两年，每当工作累了，老高就会有头痛、耳鸣和胸闷等，不过休息下也就好了，就这样一直拖着没有就医。年轻时候老高还会做些运动，这些年忙于工作和应酬，已经很久不锻炼了。这天晚上，在与客户谈判过程中，老高情绪激动，突感剧烈头痛、烦躁、眩晕，并出现恶心、呕吐、胸闷、气急及视物模糊，被同事紧急送往医院。

老高的父亲死于高血压脑出血，母亲有冠心病。他的两个哥哥也都有高血压。

第二幕

老高立刻被送到急诊室。体检发现：T 36.2 ℃，P 110 次 / 分，R 30 次 / 分，BP 180/130 mmHg，身高 176 cm，体重 90 kg，BMI 31 kg/m²。神志清，颈软。双肺呼吸音正常。心尖搏动位于左侧第 6 肋间锁骨中线外 1 cm，心率 110 次 / 分，律齐，主动脉瓣区第二心音亢进，可闻及收缩期杂音。腹软，双下肢无水肿。神经系统检查无异常。临床初步诊断为原发性高血压、高血压危象，被紧急收入院进行治疗。

第二天，老高的病情明显好转，医生又为他做了进一步检查。颈椎动脉彩超显示颈动脉内膜轻度增厚（图 1），无明显狭窄，血流无加速。尿微量蛋白增加，其他实验室检查无异常。胸部 X 线片显示主动脉型心脏（图 2）。心电图正常。心脏彩超显示室间隔肥厚，二尖瓣轻度反流，左室射血分数 0.45。双肾和肾上腺超声无异常。医生还了解到，老高近 1 年来夜尿明显增多。

就在医生给老高解释检查结果的时候，老高的媳妇给他送饭来了。医生一看，饭菜非常丰盛，除了红烧肉、炒青菜，还有咸黄瓜和辣酱。医生连忙和老高解释，他的高血压非常严重，除了要接受系统治疗，老高也必须改变他的生活方式，饮食要清淡、低盐，戒烟酒，并做适当运动。

在这次急诊入院的经历后，老高意识到必须重视自己的血压了。医生给他开了"硝苯地平、卡托普利"等药物。老高积极配合治疗，按时吃药，努力改变生活习惯，并做适当运动，使血压得到了很好的控制。（图片资料来自网络）

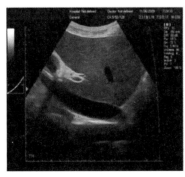

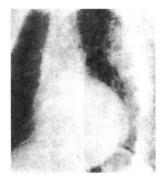

图1　　　　　　　　　　　　　　图2

参考资料

1. Gao Y, Chen G, Tian H, et al. Prevalence of hypertension in China: a cross-sectional study. PLoS ONE, 2013, 8(6): e65938.

2. 朱大年，王庭槐 . 生理学 . 8 版 . 北京：人民卫生出版社，2013.

3. 杨宝峰 . 药理学 . 8 版 . 北京：人民卫生出版社，2013.

4. 葛均波，徐永健 . 内科学 . 8 版 . 北京：人民卫生出版社 2013.

PBL 案例学生版

憋气的邱奶奶

课程名称：心血管与呼吸模块

使用年级：三年级

撰 写 者：黄展勤

审 查 者：PBL 工作组

第一幕

邱女士，64 岁，丈夫已离世，退休前是汕头市某重点中学高三语文教学组组长。退休后负责接送小学 5 年级的孙女上学，课后还辅导孙女的学习。邱奶奶近 2 年来经常感到轻微的头痛，忍忍就过去了，自认为是劳累的原因，没有特别重视。国家放开二孩政策后，邱奶奶一直鼓励儿子再生一个孩子，自己有精力帮忙照顾孙辈。最近终于新添了一个孙子。邱奶奶开始变得更加忙碌，每日买菜、做饭、洗衣、带孩子成了她生活的主旋律。孙子周岁后，她发现，自己好像突然变老了许多，走路不再像以前风风火火，老比别人慢上一大截，楼梯总觉得太高，走两层就得扶着栏杆歇歇，浑身没劲，频频出现心慌、气短、头晕、乏力，自查脉搏不规律。一天晚上，劳累了一天的她，突然感觉心慌得厉害，喘不过气来，躺平后更感觉憋气得厉害，要垫上三个枕头才能感觉好一些。家人急忙将她送入医院救治。

体检：体温 36.3 ℃，脉搏 90 次 / 分，呼吸 25 次 / 分，血压 180/105 mmHg，心率 115 次 / 分，心律不齐，心尖部可闻及收缩期杂音，双肺下部闻及湿啰音，腹部、四肢检查未见异常。

医生让邱奶奶住院，给予硝普钠、毛花苷 C、呋塞米和螺内酯治疗，嘱咐她卧床休息，低盐饮食，避免情绪紧张，并作进一步检查。

第二幕

邱奶奶住院期间进行了一系列检查。胸片：双肺纹理增粗，肺门充血，心影扩大，呈靴型。心电图显示：P 波消失，出现小而不规则的房颤波，心室率不规则，110 ~ 120 次 / 分，左心室高电压，电轴左偏，诊断为心房颤动，左室心肌肥大。B 超：室间隔和左心室后壁厚度增加，左心房和左心室轻度增大，左室射血分数 43%。二尖瓣中度关闭不全。

5 天后，邱奶奶明显感到好转，不再憋气了，心慌也好了，惦记着家里的孙子，还有上学的孙女，就申请出院。医生给予培哚普利、美托洛尔、呋塞米、螺内酯、华法林出院治疗。

参考资料

1. 王建枝，殷莲华. 病理生理学 .8 版 . 北京：人民卫生出版社，2013.

2. 杨宝峰 . 药理学 .8 版 . 北京：人民卫生出版社，2013.

3. 葛均波，徐永健 . 内科学 .8 版 . 北京：人民卫生出版社，2013.

PBL 案例学生版

未老先衰

课程名称：心血管与呼吸模块

使用年级：三年级

撰 写 者：林常敏　肖　玲

审 查 者：PBL 工作组

汕头大学医学院
ShanTou University Medical College

第一幕

　　老李是一位环卫工人，收入虽然不高，但仍是家庭的顶梁柱。当老李还是小李，也就是他 25 岁的时候，就知道自己和别人是不一样的。每逢春天就是他的受难季，满街头的花对于他而言除了颜色鲜艳，还有的就是经常发作的咳嗽、气喘，虽然没有痰，但发作时实在憋得难受，尤其经常在夜间憋醒。他爱人还说，夜深人静的时候，能听见他发出"猫喘样"的声音。俗话说，久病老医生，发作多了，他也有了经验，到楼下的小药店买几包止咳药，喘得厉害的时候，告诉药店的小大夫多加点"特效药"（茶碱、沙丁胺醇等），马上药到病除，又快又省钱。

　　日子一天天过去了，小李慢慢变成了老李。刚满 40 岁的他已经有点像个小老头，稍活动就感觉上气不接下气，前两年还能一口气爬到 3 楼，现在连爬 2 楼都需要歇一下。不管春夏秋冬，他都把自己捂得严严实实，害怕一不小心又感冒咳嗽，到时候又会胸闷、憋气得厉害；而且他发现，楼下小药店的药也越来越不给力，最近两年，他经常不得不靠输液才能缓解咳嗽、气短。

第二幕

　　让他害怕的冬天又来了。入冬不多久，他就因为一次感冒、发热，出现了严重的气喘和呼吸困难，小药店不敢给他输液了，劝他还是到医院检查。门诊医生查体：桶状胸，呼吸音明显减弱，语音震颤减弱，叩诊过清音。X线检查提示：肺气肿征，支气管炎（图1）。肺功能、血液等血气分析检查结果截图如图2。医生告诉老李，他需要换一份工作了，因为他目前的身体状况已经无法胜任劳力性的工作。老李不肯相信，认为自己才40岁，这么年轻，身体一定还能恢复的，他自言自语地说"以前不也是这么恢复过来的吗？"医生很遗憾地摇摇头，早20年控制，确实是可以完全恢复的，但现在，需要配合医生正规的治疗，才能保持现有的呼吸功能，避免进一步加重。

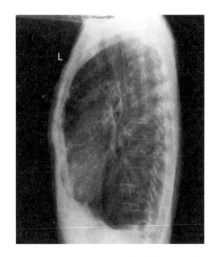 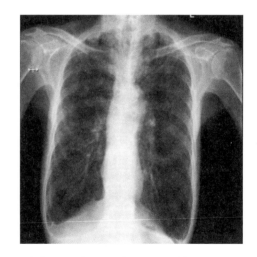

图1　X线正、侧位片：桶状胸，双肺透亮度明显升高，膈面低平，心影狭长

序号	检验项目	结果	单位	提示	警告	参考范围	测定时间
1	酸碱度 (pH)	7.37				7.35~7.45	2015.01.29 1
2	二氧化碳分压 (PCO2)	53.50	mmHg	↑		35~45	2015.01.29 1
3	氧分压 (PO2)	62.80	mmHg	↓		83~108	2015.01.29 1
4	氧饱和度 (SO2%)	90.40	%	↓		95~98	2015.01.29 1
5	红细胞压积 (Hct)	51	%	↑		35~49	2015.01.29 1
6	血红蛋白 (Hgb)	169	g/L	↑		110~160	2015.01.29 1
7	标准碳酸氢根 (SBC)	28.80	mmol/L	↑		23.3~24.8	2015.01.29 1
8	实际碳酸氢根 (HCO3-)	31.20	mmol/L				2015.01.29 1
9	细胞外剩余碱 (BE-ecf)	5.80	mmol/L	↑		-3~3	2015.01.29 1
10	剩余碱 (BE-b)	5.10	mmol/L	↑		-3~3	2015.01.29 1
11	总二氧化碳 (TCO2)	32.90	mmol/L				2015.01.29 1
12	肺泡气中氧分压 (A)	83.60	mmHg				2015.01.29 1
13	肺泡动脉氧分压比 (a/A)	0.80					2015.01.29 1
14	吸氧浓度 (FIO2)	20.90					2015.01.29 1
15	动脉肺泡氧分压差 (AaDO)	20.90					2015.01.29 1
16	呼吸指数 (RI)	0.30					2015.01.29 1
17	体温 (TEMPP)	37.0					2015.01.29 1
18	大气压 (BP)	754.10					2015.01.29 1

图2　血气分析结果：Ⅱ型呼吸衰竭；代偿性的呼吸性酸中毒

参考资料

1.葛均波，徐永健.内科学.8版.北京：人民卫生出版社，2013.

2.邹仲之，李继承.组织学与胚胎学.8版.北京：人民卫生出版社，2013.

3.朱大年，王庭槐.生理学.8版.北京：人民卫生出版社，2013.

4.王建枝，殷莲华.病理生理学.8版.北京：人民卫生出版社，2013.

5.李玉林.病理学.8版.北京：人民卫生出版社，2013.

6.杨宝峰.药理学.8版.北京：人民卫生出版社，2013.

7. Clinicalkey：https://www.clinicalkey.com/#!/content/nice_guidelines/65-s2.0-QS25

8. Clinicalkey：https://www.clinicalkey.com/#!/content/nice_guidelines/65-s2.0-QS10

PBL 案例学生版

令人不安的咯血

课程名称：心血管与呼吸模块

使用年级：三年级

撰写者：龙廷 黄展勤

审查者：PBL 工作组

汕头大学医学院
ShanTou University Medical College

第一幕

戴钰，曾经是汕头一家粘胶厂的一线工人。29 岁那年，她被诊断为肺结核，当时出于种种考虑，她最终辞去了工作，带着婆婆和 4 岁的女儿回到了农村老家。在家人的精心照料下，她得以安心休养，并按照医嘱规律性地服药，一段时间后，医生判断她的肺结核已经痊愈了。不久，身体已经好转的戴钰再次告别家乡，随同丈夫带着女儿一起回到了汕头，二人经营着一间小杂货店，日子过得有滋有味。

时间过得飞快，就在女儿顺利考上了大学的那年，43 岁的戴钰发现自己又开始频繁地咳嗽了，早晨起床后总是要咳出一些黄色的痰，痰中还时常带有血丝，此后每到秋冬交替的时候尤其明显。戴钰认为是肺结核留下的老毛病，平时喝口水感觉就好多了，加上没见病情有加重的迹象，于是也就没当一回事。

一晃又是 15 年，2016 年的中秋节到了，戴钰一家搬入了新买的楼房还没满 1 个月。戴钰注意到最近她的痰量比平时明显增多，而且每天都会咯血，特别是今天，咯血量增加到四五十口，看起来呈鲜红色，带有血块，同时她还发热，觉着越来越喘不过来气，这让戴钰十分不安，她怀疑自己得了肺癌，整日忧心忡忡。

在家人的陪同下，戴钰第二天来到医院门诊就诊。接诊医生进一步了解：戴女士无胸痛，体重无明显减轻。体检结果：身高 1.65 m，体重 50 kg，体温 38.5 ℃，呼吸 28 次 / 分，血压 120/80 mmHg。睑结膜略苍白，口唇发绀，全身浅表淋巴结未及肿大，全身未见出血点和瘀斑，无桶状胸，胸骨无压痛，呼吸急促，两肺呼吸音粗，两下肺闻及固定性湿啰音。心率 110 次 / 分，律齐，各瓣膜区未及杂音。双下肢无水肿。双手可见杵状指。

第二幕

入院后，医生给戴钰做了全面检查，主要结果如下：

1. 血常规：WBC 12.5×10^9/L，Hb 110 g/L，Plt 150×10^9/L

2. 出凝血功能正常

3. 动脉血气（未吸氧）报告：pH 7.35，PO_2 55 mmHg，PCO_2 65 mmHg，BE 10 mmol/L，HCO_3^- 33 mmol/L

4. 胸片：双中下肺可见不规则环状透光影，呈蜂窝状，周围可见散在渗出（图1）

5. 胸部高分辨CT：右中下肺见囊状支气管扩张（图2）

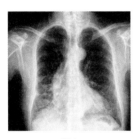 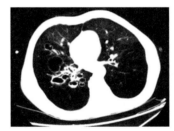

图1　　　　　　　　　图2

拿到检查结果后，医生小李结合病史，告知戴钰，她被诊断为支气管扩张并感染、咯血，需要进行氧疗，卧床休息，同时接受药物治疗，包括止血治疗（肾上腺色腙，酚磺乙胺，氨甲苯酸）、抗感染治疗（环丙沙星和头孢他啶）和祛痰（氨溴索）。

得知自己不是肺癌，戴钰终于一展愁眉，安心接受治疗。2周后，她的病情好转，可以出院了，但一直跟在戴钰身边的女儿心中却始终不踏实："我妈妈还会像以前一样咯血吗？下次会在什么时候出现？这太让我担心了……"她希望能在小李医生那儿得到答案。

参考资料

1. 葛均波，徐永健 . 内科学 . 8 版 . 北京：人民卫生出版社，2013.

2. 邹仲之，李继承 . 组织学与胚胎学 . 8 版 . 北京：人民卫生出版社，2013.

3. 朱大年，王庭槐 . 生理学 . 8 版 . 北京：人民卫生出版社，2013.

4. 李玉林 . 病理学 . 8 版 . 北京：人民卫生出版社，2013.

5. 杨宝峰 . 药理学 . 8 版 . 北京：人民卫生出版社，2013.

PBL 案例学生版

她的"胸痛"与他的"心痛"

课程名称：心血管与呼吸模块

使用年级：三年级

撰 写 者：张国红

审 查 者：PBL 工作组

汕头大学医学院
ShanTou University Medical College

第一幕

　　周水梅女士，现年63岁，曾任某县卫生局副局长，每年都准时参加单位组织的体检。2011年6月，因有6周的右侧胸痛伴咳嗽，前来呼吸内科门诊赵主任医师处就诊。周女士描述其胸痛为钝痛，时有时无，反反复复，疼痛未向其他部位放射，在使用对乙酰氨基酚后缓解。患者也未感觉明显的胸闷与气促。近几周这种疼痛既没有加重，也没有缓解，但咳嗽得更厉害，声音也嘶哑了，感觉很疲乏，出汗比较厉害。

　　赵主任对周女士进行了详细的体格检查，并开了痰细胞涂片检查。同时，为进一步详细了解病情，赵主任还对周女士的一些个人习惯及家庭情况进行了询问，了解到近3个月来周女士瘦了差不多5斤。但周女士的解释是，她最近在节食减肥；周女士的老公有38年的烟龄（16～52岁，每天1包），并常常在家吸烟；其父亲也因长年吸烟，在65岁时患肺癌（鳞状细胞癌）去世。

　　为明确诊断，周女士的影像学检查从X线开始，胸部X线结果提示右下肺团片影。痰涂片结果：未见癌细胞。在了解X线检查与痰涂片结果后，赵主任给周女士开了胸部CT。CT结果在第2天拿到，CT结果（图1）描述：右肺下叶基底段胸膜下结节直径14 mm×11 mm，边缘光滑，注射药物后持续明显强化，右肺下叶少许条索影，气管、支气管通畅，纵隔内未见明显肿大的淋巴结，右侧胸膜增厚不规则，右侧胸腔少许积液。诊断：右肺下叶后基底段孤立结节，性质待定。

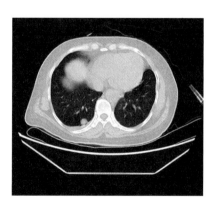

图1 CT影像

第二幕

　　赵主任建议周女士转入呼吸内科病房治疗。入院后第三天，周女士接受了肺穿刺活检，组织病理结果：（右肺）送检组织内可见小灶性异性细胞巢，倾向癌。次日，周女士转至胸外科，准备接受手术治疗。在各项指标稳定后，周女士在入院后第七天接受了肺切除术。术中冰冻切片报告：（右下肺）腺癌。术后周女士各项特征较稳定。

　　术后第3天，石蜡病理报告：（右下肺）浸润性腺癌（图2），附壁为主型（约占80%），伴实性成分（约占20%），CK7、TTF1免疫组织化学染色见图3、4，Her-2（++），Ki67（30%+），Syn（−）。分子病理报告 *EGFR* Exon21 L858R 位点突变为阳性。

　　术后4周，周女士常感剧烈的头痛，前来医院复查。脑CT提示：多发类圆形结节影，脑转移性瘤可能性大。医生在详细了解周女士既往肺癌的诊治情况后，建议如果有条件的话可行PET/CT检查。尽管PET/CT费用昂贵，且需要自付（不在医保范围内），周女士考虑到自己的情况还是同意做了。^{18}F-PDG PET/CT结果：右侧顶叶多发高密度结节，^{18}F-PDG摄取与脑室相似

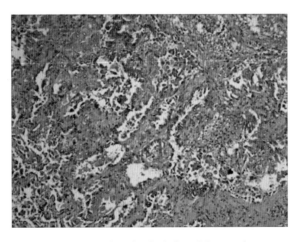

图2　肺切除术后病理报告（HE染色×100）

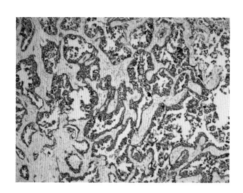
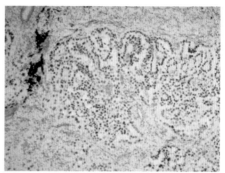

图 3   CK7 免疫组织化学染色（×100）   图 4   TTF1 免疫组织化学染色（×100）

（0 级），脑转移性肺癌可能性大。在综合考虑先前分子病理诊断提示原发肺癌病灶有 *EGFR* 突变的情况下，周女士接受了 *EGFR* 靶向药物治疗后，8 周后 CT 复查脑肿瘤未有明显增大。就这样，周女士坚持服用了 1 年半靶向药物。2014 年 6 月，复查发现肿瘤逐渐变大后，采用保守治疗，2014 年 11 月不幸去世。周女士的患病与离开，使其丈夫深深地陷入心痛与自责中，后悔不应常常在家吸烟，让周女士被动吸烟。

参考资料

1. 葛均波，徐永健 . 内科学 . 8 版 . 北京：人民卫生出版社，2013.

2. 朱大年，王庭槐 . 生理学 . 8 版 . 北京：人民卫生出版社，2013.

3. 李玉林 . 病理学 . 8 版 . 北京：人民卫生出版社，2013.

4. 杨宝峰 . 药理学 . 8 版 . 北京：人民卫生出版社，2013.

5. 白人驹，徐克 . 医学影像学 . 7 版 . 北京：人民卫生出版社，2013.

PBL 案例学生版

会呼吸的痛

课程名称：心血管与呼吸模块

使用年级：三年级

撰 写 者：余汉光

审 查 者：PBL 工作组

汕头大学医学院
ShanTou University Medical College

第一幕

周先生，40 岁，是公司经理，某日下午因工作需要与客户吃饭饮酒。当日下着蒙蒙细雨，周经理淋了一点小雨，当晚即感畏寒，伴有发热，测体温 38 ℃，并有咽痛。周先生认为是感冒，服用"百服宁"后出汗，体温下降至正常。但第二天上午再次出现畏寒、发热，体温升至 39.4 ℃，伴有寒战，并出现咳嗽、咳痰，痰为铁锈色，遂到当地中医诊所就诊，考虑感染风寒，服用中药及退热药治疗，服用退热药后体温降至正常，但数小时后再次发热，且咳嗽、咳痰症状无好转。继续中药治疗，第 6 天开始出现左侧胸痛，咳嗽及深吸气时明显，屏气时胸痛减轻。由于周先生顾虑西药的毒副作用（特别是抗菌药物副作用），仍继续中药治疗，咳嗽、咳痰有加重趋势，10 天后开始出现呼吸困难，遂到急诊就诊。

急诊李医生对周先生进行了详细的体格检查，发现周先生 T 39 ℃，P 115 次 / 分，R 30 次 / 分，BP 115/70 mmHg，左下肺呼吸音稍减弱，可闻及湿啰音。

进一步胸部 X 线摄片结果提示左肺渗出性病灶，左侧肋膈角变钝，考虑左侧肺炎并胸腔积液（图 1）。血常规：WBC 12.8×10^9/L，N 90%，Hb 130 g/L，Plt 105×10^9/L。

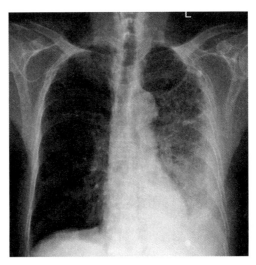

图 1　急诊胸片

第二幕

　　周先生入呼吸内科病房治疗。入院后进一步查血气分析：pH 7.45，PO$_2$ 60 mmHg，PCO$_2$ 30 mmHg，HCO$_3^-$ 18 mmol/L；肾功能：BUN 7.5 mmol/L，降钙素原（PCT）1.09 ng/ml，C反应蛋白（CRP）220 mg/L。并行痰培养、血培养等检查。

　　入院后给予头孢曲松（罗氏芬）2 g qd静脉滴注、吸氧、祛痰、止咳等处理，治疗3天后周先生胸痛有所缓解，咳嗽、咳痰有所减少，但仍有反复发热，体温仍高达39 ℃以上，呼吸困难较入院加重。复查血白细胞、PCT、CRP均无明显下降，此时痰培养及血培养结果均为肺炎链球菌，对头孢曲松敏感。复查胸片肺部渗出较前有所吸收，但胸腔积液较前增多（图2）。胸腔积液B超右侧中量包裹性积液。经B超定位行胸腔穿刺抽液，抽出脓性胸腔积液500 ml，并行胸腔积液常规、生化、细菌培养、病理等检查。坚持原抗感染方案不变。患者抽取胸腔积液后第二天体温明显下降，此后多次B超定位抽取胸腔积液，并行胸腔冲洗等处理。第7天胸腔积液培养回报仍为肺炎链球菌，对头孢曲松敏感。经治疗后患者体温逐步降至正常，咳嗽、咳痰、胸痛、呼吸困难等症状逐步改善。治疗2周后复查血白细胞、PCT、CRP、BUN降至正常；血气分析：

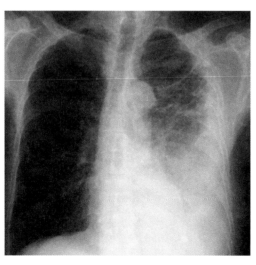

图2　入院3天后胸片

pH 7.41，PO$_2$ 85 mmHg，PCO$_2$ 38 mmHg，HCO$_3^-$ 23.5 mmol/L；复查胸片，肺炎及胸腔积液明显吸收好转（图 3），治愈出院。

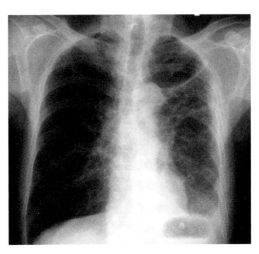

图 3　治疗 2 周后胸片

参考资料

1. 葛均波，徐永健. 内科学.8 版. 北京：人民卫生出版社，2013.

2. 杨宝峰. 药理学.8 版. 北京：人民卫生出版社，2013.

3. 李凡，徐志凯. 医学微生物学.8 版. 北京：人民卫生出版社，2013.

4. IDSA/ATS Guidelines for CAP in Adults CID. 2007：44(Suppl 2). S27.

5. 中华医学会呼吸病学分会. 中国成人社区获得性肺炎诊断和治疗指南. 中华结核和呼吸杂志，2016，39：235-268.

6. Sparham S，Charles PG. Controversies in diagnosis and management of community-acquired pneumonia. The Medical Journal of Australia，2017，206(7)：316-319.

PBL 案例学生版

一个吸烟者的懊悔

课程名称：心血管与呼吸模块

使用年级：三年级

撰　写　者：边军辉　黄展勤

　　　　　　姜红岩

审　查　者：PBL 工作组

汕头大学医学院
ShanTou University Medical College

第一幕

　　王先生，今年53岁，是一名机械工程师，平素工作繁忙，经常熬夜，吸烟至今25年，每天1包。20余年前曾患肺结核，规律服药1年后遵医嘱停药。10年前开始晨起时偶有咳嗽，无咳痰，未重视。近8年来开始出现活动后气促，症状进行性加重，近1年来散步时觉轻度气促，且有心悸，时觉精神疲惫，食欲不振，偶尔有双侧足背水肿。近2周来患者咳嗽咳痰增多，痰黄白黏稠。今日上午王先生拎着行李打算赶赴外市看望刚出生的外孙女时突发左侧胸痛，伴压迫感，栽倒在地。王太太立即拨打120，叫来救护车将他送至医院。到医院时，王先生仍感胸痛，林医生给他进行了体格检查：体温37 ℃，血压139/86 mmHg，脉搏100次/分，呼吸30次/分，末梢血氧饱和度70%。桶状胸，肋间隙增宽，双肺呼吸音极低，未闻及干湿啰音。经过体格检查，林医生初步诊断可能有以下几种可能性：

　　慢性阻塞性肺疾病（急性加重）？气胸？

　　冠状动脉粥样硬化性心脏病？心肌梗死？

　　肺炎？

　　林医生给予王先生鼻导管吸氧治疗（5 L/min）后，王先生左侧胸痛和压迫感减轻，但半小时后王先生呼吸越来越慢，开始昏睡，呼唤可睁眼，但不能正确回答问题。查体：颜面部潮红，球结膜水肿，呼吸12次/分，末梢血氧饱和度95%。

第二幕

王先生的实验室检查、心电图、胸部影像学结果截图见图1～图5。

医生把氧流量调低为 2 L/min，于床边为患者行左侧胸腔闭式引流术，并予抗炎、抗感染、解痉平喘及对症处理后，王先生的症状逐渐好转。1周后王先生气胸已闭合，无胸痛、咳嗽、咳痰、气促症状明显改善，予带药出院，并予吸入噻托溴铵，嘱戒烟，1周内避免重体力活动。他开始努力戒烟，3周内戒

序号	检验项目	结果	单位	提示	警告	参考范围
1	Rh血型	阳性(+)				
2	血型	AB型				
3	白细胞(WBC)	12.12	10E+9/L	↑		3.5～9.5
4	嗜中性粒细胞比例(NE%)	85.60	%	↑		40～75
5	淋巴细胞比例(LY%)	3.70	%	↓		20～50
6	单核细胞比例(MO%)	10.40	%	↑		3～10
7	嗜酸性粒细胞比例(EO%)	0.20	%	↓		0.4～8.0
8	嗜碱性粒细胞比例(BA%)	0.10	%			0～1
9	嗜中性粒细胞绝对值(NE	10.38	10E+9/L	↑		1.8～6.3
10	淋巴细胞绝对值(LY#)	0.45	10E+9/L	↓		1.1～3.2
11	单核细胞绝对值(MO#)	1.26	10E+9/L	↑		0.1～0.6
12	嗜酸性粒细胞绝对值(EO	0.02	10E+9/L			0.02～0.52
13	嗜碱性粒细胞绝对值(BA	0.01	10E+9/L			0.0～0.06
14	红细胞(RBC)	4.58	10E+12/L			4.3～5.8
15	血红蛋白(HGB)	141	g/L			130～175
16	红细胞压积(HCT)	0.406				0.40～0.50
17	红细胞平均体积(MCV)	89.0	fl			82～100.0
18	红细胞平均血红蛋白(MC	30.9	pg			27～34
19	红细胞平均血红蛋白浓度	347	g/L			316～354
20	红细胞分布宽度变异数(	14.9	%	↑		11.5～14.5
21	红细胞分布宽度标准差(	48.0	fl	↑		39～46
22	血小板(PLT)	187	10E+9/L			125～350
23	血小板平均体积(MPV)	11.1	fl			6.0～12.0
24	血小板容积比(PCT)	0.21				0.106～0.272
25	血小板分布宽度(PDW)	12.4				9.0～17.0
26	大血小板比率(P-LCR)	33.0	%			13～43

图1　血常规

氧容量(O2CAP)	20.00	mL/dL		
氧含量(O2CT)	19.80	mL/dL		
酸碱度(pH)	7.38		7.35~7.45	
二氧化碳分压(PCO2)	75.00	mmHg	35~45	H
氧分压(PO2)	105.60	mmHg	83~108	
氧饱和度(SO2%)	97.50	%	95~98	
红细胞压积(Hct)	43	%	35~49	
血红蛋白(Hgb)	144	g/L	110~160	
标准碳酸氢根(SBC)	40.20	mmol/L	23.3~24.8	H
实际碳酸氢根(HCO3-)	44.70	mmol/L		
细胞外剩余碱(BE-ecf)	19.40	mmol/L	-3~3	H
剩余碱(BE-b)	16.10	mmol/L	-3~3	H
总二氧化碳(TCO2)	47.10	mmol/L		
肺泡气中氧分压(A)	118.80	mmHg		
肺泡动脉氧分压比(a/A)	0.90			

图2　血气分析

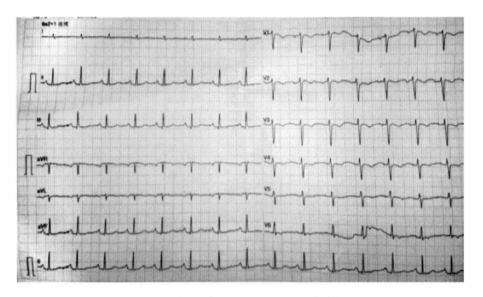

图3　心电图：窦性心律，心脏呈顺钟向转位

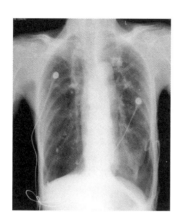

图 4　胸片：肺气肿，左侧气胸，压缩约 35%，双肺多发纤维增殖钙化灶

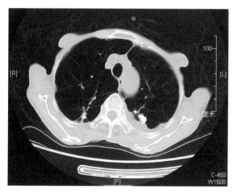 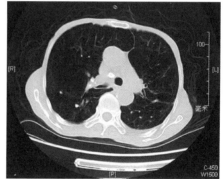

图 5　胸部 CT

了 3 次，最长的一次也只是持续 8 天。参加孙女满月宴时王先生抱起孙女，但步行不到 10 米即感气促，遂返院复诊。肺功能检查：重度阻塞性通气功能障碍［第 1 秒用力呼气容积（FEV$_1$）占用力肺活量（FVC）百分比为 43%，第 1 秒用力呼气容积（FEV$_1$）占预估值的百分比为 34%］。这些提示王先生有患慢性阻塞性肺疾病的征兆。医生告诉王先生他呼吸的问题主要是由长期吸烟导致的，并将戒烟的必要性及戒烟门诊服务时间告知王先生。王先生表示深深悔恨染上烟瘾，愿意与医生和家属共同努力戒除烟瘾。

参考资料

1.杨宝峰.药理学.8版.北京：人民卫生出版社，2013.

2.葛均波，徐永健.内科学.8版.北京：人民卫生出版社，2013.

疾病机制模块
案例

PBL 案例学生版

追根溯源

课程名称：疾病机制模块

使用年级：二年级

撰 写 者：刘淑慧

审 查 者：PBL 工作组

汕头大学医学院
ShanTou University Medical College

第一幕

张女士，41 岁，身材娇小，与丈夫同为政府部门公务员，已育有一女，孩子乖巧可爱。生育政策改变后，喜欢小孩的张女士夫妇与家中老人商量决定再生一胎。张女士平时身体素质较好，整个孕期，家人精心照顾，张女士长胖了不少。产时检查发现胎儿胎位不正，医生建议选择剖宫产。剖宫产手术顺利，张女士生下一 3.9 kg 男婴。住院 4 天后张女士出院回到家中，全家人沉浸在无比的欢乐之中。

张女士怕自己年龄较大，产后恢复较慢，便听从老人的劝说，每日躺在床上静养，连吃饭都是在床上。在"坐月子"的二十几天内又见发福，1 周前自感左腿肿胀明显，且手指按压皮肤后明显凹陷，但她并没太在意。

腿肿 1 周后的一天夜里 11 时左右，张女士起床上洗手间时，突感剧烈胸痛，呼吸困难，口唇发紫，并伴少量咯血，随即晕倒在地。家人立即拨打 120。20 分钟后救护车赶到，急救人员现场检查发现张女士已没有了心搏和呼吸，尽管送医院后全力抢救，但张女士仍于次日凌晨 3 时左右离世。张女士去世后，家属认为其死因不明，要求对死者进行尸体解剖检查。

尸体解剖所见：身长 155 cm，营养状况轻度肥胖。左下肢肿胀，左下肢深部静脉见圆柱状血凝块堵塞，可见红、白条纹相间的层状结构（图 1 左）；镜下见血小板小梁黏附白细胞和纤维素网罗红细胞，共同构成层状结构（图 1 右），并可见静脉壁损伤。

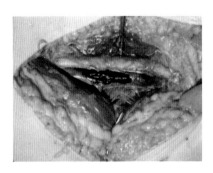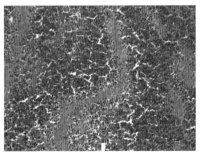

图 1　左图示死者左下肢深部静脉可见血凝块堵塞，右图示该血凝块镜下表现

第二幕

张女士其他重要器官尸检结果：

肺动脉主干：大体可见如图 2 所示的血凝块堵塞。镜下可见该血凝块病理学改变与死者下肢深静脉的血凝块相似，肺动脉壁结构完整。

肺组织：肺叶肿胀，重量增加，质地较实，颜色暗红，挤压切面有淡红色泡沫状液体流出，镜下改变如图 3 所示，可见肺泡壁增宽，肺泡壁毛细血管扩张、充满红细胞；肺泡腔可见淡红染的水肿液。

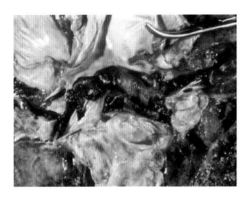 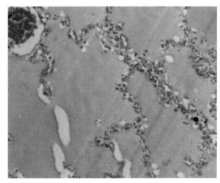

图 2　肺动脉主干可见硕大血凝块堵塞　　　　图 3　肿胀肺组织镜下改变

左肺下叶切面可见一拇指大小暗红色实变病灶，切面呈三角形，其尖端朝向肺门部，底靠被膜。镜下可见该处病变肺泡壁轮廓保存，细胞核消失，肺泡腔内充满红细胞。病理医生综合张女士临床发病过程和尸体解剖主要的病理变化，对张女士的死亡原因作出分析和诊断。

参考资料

1. 陈杰，周桥 . 病理学 .3 版 . 北京：人民卫生出版社，2015.

2. 苏敏，William Orr. Graphic General Pathology. 北京：人民卫生出版社，2009.

3. Ramzi S. Cotran, Vinay Kumar, Tucker Collins. Robbins Pathologic Basis of Disease. 6th ed. Philadelphia：Saunders Company, 1999.

4. 苏敏 . 中文图解病理学 . 北京：北京大学医学出版社，2005.

PBL 案例学生版

乐极生悲

课程名称：疾病机制模块

使用年级：二年级

撰 写 者：林润华

审 查 者：PBL 工作组

汕頭大学醫学院
ShanTou University Medical College

第一幕

　　42 岁的赵总 5 年前发现高血压、高脂血症，未予以重视。平时喜欢吃油腻食物，又少运动，体重 95 kg。今天因公司生意好转与同事庆祝，觥筹交错间，赵总被灌下了很多酒。突然，赵总出现面色苍白、满头大汗，同事们觉得他喝多了就叫了车送其回家，然而赵总被抬上车后就倒在座椅上不省人事。同事见其情况不妙，马上让出租车司机开往附近医院。到达医院急诊室后，医生立即开始紧急抢救，无奈回天乏术，赵总因抢救无效被宣告猝死。

　　得知噩耗的赵总妻子连夜赶往医院。医生通过赵先生的妻子还了解到，赵先生生前偶有胸前区疼痛（心绞痛），休息后可缓解，就没太在意。因长期吸烟，咳嗽厉害，赵总被诊断为慢性支气管炎。之前体检 B 超检查还发现有较明显的脂肪肝。

第二幕

"本来人好好的，吃个晚饭喝点酒怎么人就没了？我到现在还是懵的，我和孩子往后的日子该怎么过？"赵先生 39 岁的妻子痛不欲生，并要求对丈夫的尸体进行病理剖检，查明死因。

尸体剖检所见：

心脏：重 800 g，左心室壁明显增厚，厚度 2.5 cm（图 1 左）。镜下见心肌细胞肥大，核染色质加深。左心室前壁部分心肌可见胞质红染，核消失，心肌细胞轮廓尚可见，间质少量中性粒细胞浸润（图 1 右）。心脏冠脉各分支可见粥样硬化斑块形成，管壁增厚，管腔狭窄，其中冠脉左前降支管腔重度狭窄。

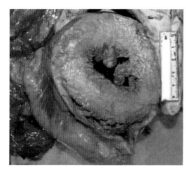 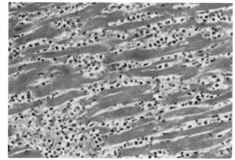

图1　左心室壁

肺：双肺膨隆，暗红色。支气管黏膜可见鳞状上皮，镜下改变如图 2 所示。

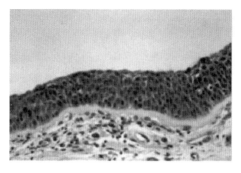

图 2　支气管上皮镜下所见

肝：重 2300 g，表面被膜光滑，淡黄色，质软，切面油腻，边缘变钝（图 3）。镜下可见多数肝细胞体积增大，胞质内有大小不等类圆形洁净透亮的空泡（图 4）。

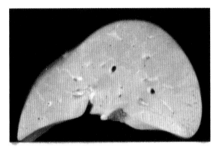

图 3　肝切面观

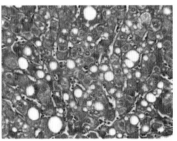

图 4　肝镜下所见

脾：重 400 g，呈暗红色，被膜光滑。镜下可见中央细动脉管腔狭窄，管壁增厚，呈无结构均质红染（图 5）。

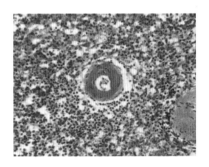

图 5　脾中央细动脉镜下所见

参考资料

1. 陈杰，周桥. 病理学 .3 版 . 北京：人民卫生出版社，2015.

2. 苏敏，William Orr. Graphic General Pathology. 北京：人民卫生出版社，2009.

3. Vinay Kumar. Robbins Basic Pathology. 9th Edition. Philadelphia: Saunders Company, 2013.

4. 苏敏 . 中文图解病理学 . 北京：北京大学医学出版社，2005.

5. 参考网站：http://www.wikidoc.org/images/d/df/Image15380.jpg

PBL 案例学生版

"水疱"引发的悲剧

课程名称：疾病机制模块

使用年级：二年级

撰 写 者：李晓昀

审 查 者：PBL 工作组

汕头大学医学院
ShanTou University Medical College

第一幕

老陈家住农村，60 岁，既往有肺结核病史。盛夏的一天，老陈不慎将一壶刚开的水洒落在地，开水顺着他裸露的左侧小腿流下，很快就烫出了几个大水疱。老陈无暇多想，直接用家里的缝衣针戳破了水疱。接下来的几天，水疱处出现红肿、疼痛，并有黄色脓液渗出。老陈自认为是小事一桩，自作主张用草药煮水淋洗小腿烫伤处。不曾想烫伤处非但没有好转，几天后红肿面积扩大，疼痛加剧，直至不能行走。一不做二不休，老陈这次又自己用明火烧灼过的小刀刺破患处，双手挤压排出脓液，并自行敷上草药。谁知到了第二天，红肿进一步扩大，几乎蔓延到整个小腿，酸胀疼痛严重，并出现寒战高热。伤后第四天，老陈开始神志不清，老伴急忙叫上村民把老陈送到县中心医院。

体格检查：体温 40 ℃，脉搏 130 次 / 分，呼吸 40 次 / 分，血压 80/50 mmHg。急性病容，神志模糊，心搏快，心律齐，双肺有较多湿啰音，腹软，肝右肋下 2 cm，左肋下可扪及脾，左腹股沟可触及 3 个花生米大、活动的淋巴结。全身皮肤有多处瘀斑，散在各处。左小腿大面积红肿，皮肤紧张发亮，质硬，皮温升高，有压痛，原水疱处组织坏死、脓液渗出严重。入院后行左小腿切开引流。

血常规检查：红细胞 3.5×10^{12}/L，白细胞 25.0×10^9/L。分类计数：中性粒细胞 0.8，单核细胞 0.02，淋巴细胞 0.23。

经多方抢救无效，老陈于入院后第三日死亡。

第二幕

为了更好地明确死因，家属同意尸检。

尸检摘要：

大体：

死者躯干可见多处皮下散在瘀斑，双膝关节有大片瘀斑，左小腿内侧有外科切开引流切口，整个小腿皮肤呈弥漫性红肿。原水疱处病灶皮肤组织坏死，表面有脓液覆盖。双肺重量增加，肺表面大部分区域粗糙，覆盖有絮状物质，双肺上叶与胸壁有灶性纤维性粘连。肺表面和切面广泛充血，并可见多数大小不等的出血区及多个灰黄色粟粒大的脓肿。双肺上叶有数个硬结性病灶，右上叶一硬结内有一直径约 1 cm 的空洞。肝脾大，消化道黏膜和肾上腺可见多发性出血点。肝切面可见多个大小不等的出血区及多个灰黄色粟粒大的脓肿。双侧肾表面和切面可见多个灰黄色粟粒大的脓肿。血培养：溶血性链球菌及金黄色葡萄球菌阳性。

镜下：

左小腿：皮下组织和骨骼肌细胞间隙充血，弥漫性中性粒细胞浸润。

肺：（1）肺表面有大量红染的细丝状相互交错的纤维素性渗出物。

（2）灰黄色粟粒大的脓肿灶边缘有暗红色充血出血带，脓肿腔内充满中性粒细胞，部分脓肿中央的小血管内可见细菌菌落（图1）。

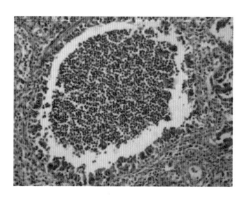

图1　肺脓肿镜下所见

（3）空洞壁可见上皮样细胞、朗格汉斯巨细胞、淋巴细胞及成纤维细胞构成的肉芽肿（图2），近腔面有干酪样坏死，抗酸染色查见少许结核分枝杆菌。

肝：多个灰黄色粟粒大的脓肿，脓肿腔内充满中性粒细胞。

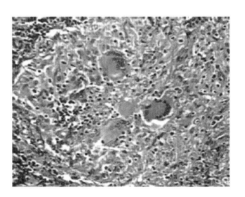

图2　肺组织硬结节性病灶镜下所见

参考资料

1. 陈杰，周桥. 病理学. 3版. 北京：人民卫生出版社，2015.

2. 苏敏，William Orr. Graphic General Pathology. 北京：人民卫生出版社，2009.

3. Vinay Kumar. Robbins Basic Pathology. 9th Edition. Philadelphia：Saunders Company，2013.

4. 苏敏. 中文图解病理学. 北京：北京大学医学出版社，2005.

5. 参考网站：病理学园地 http://www.binglixue.com/

PBL 案例学生版

魏家之痛

课程名称：疾病机制模块

使用年级：二年级

撰 写 者：林润华

审 查 者：PBL 工作组

汕头大学医学院
ShanTou University Medical College

第一幕

　　小魏今年 36 岁，是一家外企的单身白领，一个人在外地工作。由于小魏平时工作繁忙，加班更是家常便饭，因此老爸从老家寄来的腌鱼几乎成了她必备的"下饭菜"。小魏平时还特别喜欢吃烧烤，一有空就去吃，朋友都称她"烧烤控"。长期的饮食不规律，使得她经常感觉上腹部不适。6 年前曾在某医院经胃镜检查确诊为慢性萎缩性胃炎。

　　大约半年前，小魏开始感觉胃口不佳，偶尔上腹部有胀痛。心想可能是老毛病又犯了，小魏就去药店买了点胃药，吃过后略有缓解。最近，小魏感觉胃痛频繁且疼痛愈发加剧，很多时候吃了胃药也不管用；而且总感觉浑身无力，吃点东西下去就难受，有时候还会呕吐，人也瘦了一大圈。一天晚上，小魏的"烤友"小王约她去一家市区新开的烧烤店吃饭。电话中小魏有气无力地说自己胃痛难受，已经两天没吃东西了。小王马上赶往小魏家，见她精神状态极差，脸色发黄，小王说一定要去医院检查一下才放心。小王扶着小魏刚走出门口没几步，小魏就突然倒地，口吐鲜血，不省人事，小王立刻拿出手机拨打 120。

　　医院急诊医生体检发现患者锁骨上淋巴结肿大，CT 检查提示肝多个大小不等弥漫性结节、腹水、生化检查肝功能异常。就在准备办理住院手续时，小魏突然呼吸、心搏停止，血压测不到，脉搏不能扪及，医生立即实施紧急抢救，无奈回天乏术，小魏因抢救无效死亡。祸不单行，小魏的父亲老魏上个月确诊为早期胃癌，分子病理检测结果为 HER2 基因扩增（分子分型）。这个消息如同晴天霹雳。老魏及家人得知小魏去世后伤心欲绝，连夜赶来，要求对小魏进行尸体解剖，以查明死因。

第二幕

尸体解剖所见：身长 160 cm，明显消瘦，贫血貌。

胃：沿胃大弯剪开可见胃内有一拳头大血凝块附着。去除血凝块后胃黏膜表面可见一 4 cm×6 cm 大小溃疡，边缘隆起，底部凹凸不平（图1）。镜下可见大小不等、形状不一、排列不规则的腺样结构，排列紊乱，在肌层中浸润生长；细胞不规则地排列成多层，核大小不一，核分裂象多见，异型性明显（图2）。

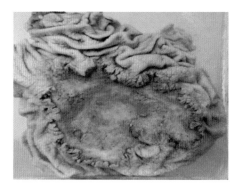 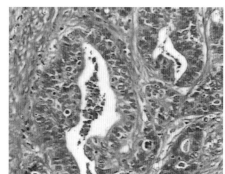

图1　胃大体所见　　　　　　　　　图2　胃黏膜镜下所见

肝：重 2100 g，表面见多个灰白色结节，切面见散在多个圆形或卵圆形结节，界限清楚（图3）。镜下结节内可见增生的细胞团呈腺样结构排列（图4）。

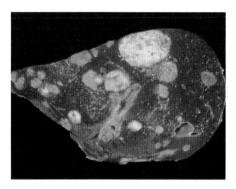 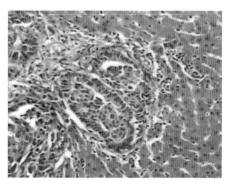

图3　肝切面大体所见　　　　　　　图4　肝结节镜下所见

左锁骨上淋巴结：淋巴结肿大，切面实性，灰白色。镜下改变如图 5 所示。

双侧附件：双侧卵巢肿大，表面有多个灰白色大小不等结节，双侧输卵管与卵巢明显粘连。镜下卵巢组织中可见增生的细胞团，细胞形态与胃部溃疡处的细胞形态相似。

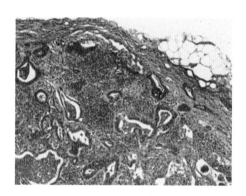

图 5　锁骨上淋巴结镜下所见

参考资料

1. 陈杰，周桥 . 病理学 .3 版 . 北京：人民卫生出版社，2015.

2. 苏敏，William Orr.Graphic General Pathology. 北京：人民卫生出版社，2009.

3. Vinay Kumar. Robbins Basic Pathology. 9th Edition. Philadelphia：Saunders Company，2013.

4. 苏敏 . 中文图解病理学 . 北京：北京大学医学出版社，2005.

5. 参考网站：http://news.sina.com.cn/o/2018-01-09/doc-ifyqinzt1134786.shtml

http://news.sina.com.cn/o/2017-11-16/doc-ifynwhww5340305.shtml

PBL 案例学生版

小伤口 大麻烦 I

课程名称：疾病机制模块

使用年级：二年级

撰 写 者：张忠芳

审 查 者：PBL 工作组

第一幕

杜医生今年 51 岁，是福建沿海一家大型医院的外科主任，平时最大的爱好就是钓鱼。去年夏天一个午后，杜医生又来到海边钓鱼，这天，他的运气似乎不太好，一直没有大的收获。直到下午 3 点左右，终于有一条大鱼上钩了。就在杜医生用手抓住鱼的时候，他的左手环指被锋利的鱼鳍刺伤，有少量的血液渗出。杜医生麻利地消毒包扎，然后就开车回家了。

晚餐后，杜医生早早地躺下休息了。但到了凌晨 3 点左右，杜医生从疼痛中醒来，还伴有一阵一阵的寒战。测了体温，38.1 ℃。他想可能是伤口感染了，并没有太在意，吃了几颗抗生素后又睡下了，毕竟谁也不想因为手指上的一个小伤口在凌晨 3 点钟去看急诊。到了早晨 6 点半左右，杜医生再次从剧痛中醒来。他看到自己的手指伤口肿胀明显，而且还出现了红斑。体温也升到了 38.9 ℃。作为一名外科医生，他清楚地知道，创伤后快速出现这些症状，意味着深部感染的可能。因为是被鱼刺伤引发，所以感染源很可能是来自深海的少见菌。更可怕的是，为了治疗银屑性关节炎，杜医生几天前刚刚注射了 TNFα 抑制剂，这会影响机体的免疫力，使他的机体难以应对严重的感染……想到这些，杜医生不敢再耽搁，赶紧让妻子开车把他送到急诊室。

第二幕

　　1 小时后，杜医生被送到了医院。此时他的左手及手臂已经因疼痛和肿胀不能活动，体温升高到 39.4 ℃，伴有寒战，心率 130 次 / 分。血压 110/70 mmHg。手指疼痛急剧加重，精神烦躁不安。急诊化验血常规：白细胞 15.6×10⁹/L，中性粒细胞百分比为 91%。主治医生立即进行清创手术，同时给予补液和抗生素治疗。

　　第二天早查房时，杜医生的病情稳定，人看上去精神了很多，体温下降到 38.3 ℃，血压 140/80 mmHg。但是到了傍晚，杜医生的体温再次升高到 39.2 ℃，远端指间关节出现坏疽样静脉淤血外观，感觉完全丧失。他的表情淡漠，面色苍白，四肢冰冷，腹部疼痛，呕血约 200 ml，血压 100/60 mmHg，尿量每小时 18 ml。经主治医生全力抢救，上消化道出血得以控制。急诊手术探查伤口，见远端指间关节至指尖的组织坏死，伴动脉栓塞。尽管采用了强效抗生素，但感染还是呈现出快速蔓延的趋势。作为一名外科医生，杜医生清楚地知道，如果感染不能控制，坏死会很快从手指蔓延到手掌，再波及上肢。随着坏死的发生，各种炎症因子也会被释放入血，后果不堪设想。无奈之下，杜医生只好同意医生的建议，手术截除了坏死的左手环指。

参考资料

1. Scully, Eileen P., et al. "Just a Cut." New England Journal of Medicine, 2016(375): 1780−1786.

2. 王建枝，钱睿哲 . 病理生理学 . 北京：人民卫生出版社，2005.

3. Guyton &Hall. Textbook of Medical Physiology. 11th Edition. Philadelphia: Elsevier, 2006.

4. Stephen J. McPhee, Gary D. Hammer.Pathophysiology of Disease. 6th Edition. New York: McGraw−Hill, 2010.

5. Corwin, Elizabeth J. Handbook of Pathophysiology. 3rd Edition. Philadelphia: Lippincott Williams & Wilkins,2008.

PBL 案例学生版

小伤口 大麻烦 II

课程名称：疾病机制模块

使用年级：二年级

撰 写 者：张忠芳

审 查 者：PBL 工作组

第一幕

　　杜医生因手指感染严重，出现休克，不得不切除坏死的手指，并给予敏感抗生素及其他支持疗法。术后次日早上（距最初受伤 4 天），杜医生的患肢不适并未缓解，反而持续加重。检查发现，他的手背部皮肤出现新的缺血性坏死病灶。再次进行清创、冲洗，清创后病情稳定。但术后第三天晚些时候，患者伤口部位的疼痛再次加重，伴发热，体温 39.7 ℃，血压 90/60 mmHg。紧急手术探查，发现坏死组织及灰色液体已经延伸到前臂远端。患者出现呼吸困难、恶心、呕吐、巩膜轻度黄染、嗜睡、牙龈出血、皮肤散在出血点，实验室检查提示患者已经出现凝血功能障碍。

第二幕

实验室检查: Hb 70 g/L (120 ~ 160 g/L), RBC 2.7×10^{12}/L [(4 ~ 10) $\times 10^{12}$/L], 外周血见破碎红细胞; 血小板 85 $\times 10^{9}$/L [(100 ~ 300) $\times 10^{9}$/L], 纤维蛋白原 1.78 g/L (2 ~ 4 g/L) (各项化验结果, 若学生不知正常范围, 可括号提示正常范围); 凝血酶原时间 20.9 s (16 ~ 18 s), 3P 试验阳性。尿蛋白 ++, 尿 RBC+。

杜医生病情恶化, 生命危在旦夕, 医生不得不为杜医生做了左前臂截肢手术。同时进行抗生素治疗、抗休克治疗、纠正酸中毒、抗 DIC 治疗等, 最终转危为安。多次血培养和组织培养, 最终的阳性结果证实杜医生为海洋弧菌感染。

术后 6 个月, 杜医生给自己左臂装上了假肢, 并积极进行康复训练。尽管不能再为患者做手术了, 但杜医生还是回到了医院, 回到了手术室。他用自己丰富的临床经验, 悉心指导年轻的住院医生。

一个人可以被消灭, 但不应被打败。

参考资料

1. Scully, Eileen P., et al. "Just a Cut." New England Journal of Medicine, 2016(375): 1780-1786.

2. 王建枝，钱睿哲 . 病理生理学 . 北京：人民卫生出版社，2005.

3. Guyton &Hall. Textbook of Medical Physiology.11th Edition. Philadelphia: Elsevier, 2006.

4. Stephen J. McPhee, Gary D. Hammer. Pathophysiology of Disease. 6th Edition. New York: McGraw-Hill,2010.

5. Corwin, Elizabeth J. Handbook of Pathophysiology. 3rd Edition. Philadelphia: Lippincott Williams & Wilkins,2008.

消化与营养模块
案例

PBL 案例学生版

美丽的代价

课程名称：消化与营养模块

使用年级：三年级

撰 写 者：李冠武　吴丽萍

审 查 者：PBL 工作组

汕头大学医学院
ShanTou University Medical College

第一幕

艾美，18 岁，医学院大三学生，长相姣好，性格内向。从初中到高中不乏追求者，但由于学习压力大，她也没有心思打扮，更无心回应这些追求者。现在上大学了，学习轻松，本想可以很好地谈一场恋爱，但由于高考后的放松，身体迅速变胖，找不到昔日的自信，甚是苦恼。

在大学校园里也常听周围人议论她身材偏胖（身高 162 cm，体重 70 kg），觉得很受打击，于是决定节食减肥，并制订了详细周密的节食计划，欲在 3 个月内将体重减到 50 kg。开始每日进食少量主食，按照所学的生化知识计算，每天最多不超过 150 g。以后就不吃主食，不吃肉，只进食少量蔬菜、水果。随后，时常通过服泻药、抠吐等方式减轻体重。虽然体重已经减下来，但依旧感觉不满意，还经常通过跑步、打球等增加运动量的方式来消耗脂肪。每次吃饭都认真计算摄入的卡路里，每天无数次地照镜子，看镜中自己的模样和身材，思考怎么把这些卡路里消耗掉。2 个月后体重渐下降到 51 kg。她即便体重明显下降，但仍认为自己太胖，似乎依旧听到周围人议论她身材胖，因此继续节食减肥。从刚开始的有意识地节食，到后来不敢吃东西，多吃一点就恶心。半年前体重下降到 40 kg，并出现闭经。家人曾带其到综合医院检查，无器质性疾病。医生建议去营养科进行膳食营养评估，并前往消化科检查。

第二幕

家人带艾美来到消化科门诊，医生给予问诊和各项常规检查，信息如下：

1. 病史、既往史及家族史：既往体健，无胃炎病史，无高血压等遗传病史，无精神异常或癫痫发作史，无高血压、糖尿病史，无急慢性传染病史及遗传病史。

2. 体格检查：体温 36.5 ℃，脉搏 62 次 / 分，呼吸 19 次 / 分，血压 95/60 mmHg。身高 162 cm，体重 40 kg。体型消瘦，意识清楚，衣着得体。懒言，问答切题。皮肤黏膜无黄染及出血点，表浅淋巴结未及肿大，皮下脂肪极少，皮肤干燥，弹性差，双下肢轻度水肿，心、肺、腹及神经系统查体未见异常。

3. 实验室检查

肝功能检查：血浆白蛋白 30 g/L（正常值：35 ~ 45 g/L），余正常。

血尿常规、肾功能、甲状腺功能正常，胸片、心电图、脑电图、头颅 CT 均正常。

医生诊断为神经性厌食，并给予心理治疗、饮食治疗和抗焦虑药物治疗。艾美自己认为没有大问题，还是觉得自己很胖，因此不配合治疗，继续节食减肥。营养科医生为艾美制订膳食方案，嘱其一定遵守执行。

参考资料

1. 周爱儒. 生物化学与分子生物学. 北京：人民卫生出版社，2013.

2. 孙贵范. 预防医学. 北京：人民卫生出版社，2010.

3. 邝贺龄，胡品津. 内科疾病鉴别诊断学. 北京：人民卫生出版社，2006.

PBL 案例学生版

欢宴后的痛

课程名称：消化与营养模块

使用年级：三年级

撰 写 者：俞 晶 吴丽萍

审 查 者：PBL 工作组

汕头大学医学院
ShanTou University Medical College

第一幕

　　叶庆承的小儿子考上医学院啦！消息迅速在村子里传开！收到录取通知书的第二天，62岁的老叶就张罗了一场晚宴。亲朋乡邻齐聚一堂，鸡鸭鱼肉，陈年美酒，祝贺之词……着实让老叶开心啊！

　　酒席散去后，有了几分醉意的老叶昏昏睡去。凌晨2时左右，突发的上腹部疼痛把老叶从睡梦中唤醒，伴有胸闷、心悸，随后老叶感觉恶心，接着就反复呕吐。呕吐物为晚餐所食食物，混有浓烈的酒味，但无鲜血或咖啡样物，非喷射性，呕吐后老叶感觉剑突周围有闷痛。叶妈妈以为老叶喝多了，泡了杯蜂蜜茶解酒，但老叶喝完后疼痛并没有缓解。老叶3年前就有过突发腹痛的情况，曾被诊断为"胆囊炎合并胆结石"，这次又出现腹痛，老叶以为老毛病又犯了。他从床头药盒子里取出一片"654-2"吃了下去，但腹痛还是没有明显改善，期间仍伴有呕吐。到凌晨3时多，腹痛转为以右上腹为主，为持续性痛，向右后背放射。刀割样的疼痛越来越剧烈，让老叶无法忍受，叶妈妈赶紧叫醒家人，把老叶送到当地县人民医院。

　　到医院时已是凌晨4时左右，急诊医生对老叶进行了体格检查，结果如下：T 37.2 ℃，P 78次／分，R 18次／分，BP 152/78 mmHg，双肺呼吸音弱，未闻及明显干湿啰音，心率78次／分，律齐，腹部稍膨隆，质软，上腹压痛，剑突下较明显，反跳痛可疑，肝区叩击痛可疑，墨菲征（＋），肠鸣音正常。初步诊断：腹痛原因待查，急性胆囊炎？急性胰腺炎？并急查了胸片、心电图、血常规、血液生化和淀粉酶指标。

　　凌晨6时，检查结果提示：血常规白细胞偏高，急诊生化、胸片、心电图和淀粉酶未见明显异常。县医院考虑"急性胆囊炎"可能性大，予以抗感染、解痉等治疗，但直至凌晨7时，患者仍腹痛明显，同时伴有畏寒发热，县医院考虑病情加重，遂转至市医院急诊内科。

第二幕

老叶被送到市医院急诊内科时，已是上午 10 时了。接诊医生检查患者后，建议再次急查血常规、止凝血功能，急诊生化、肌钙蛋白和淀粉酶等。但患者家属起初质疑接诊医生重复检查，叶妈妈对接诊医生说："我们就是肚子痛而已，以前吃点药就好了，怎么搞那么复杂？有必要做那么多检查吗？"随后在接诊医生的解释及坚持下接受继续检查及诊治，检查结果显示白细胞偏高；胸片、心电图未见明显异常。其他化验结果截图如下：

序号	检验项目	结果	单位	提示	警告	参考范围	测定时间
1	凝血酶原时间测定(PT)	11.90	秒			10.5~14	2017.09.15 2
2	PT活性(PT%)	96.50	%			75~130	2017.09.15 2
3	凝血酶原时间比值(PTR	1.03	%			0.80~1.20	2017.09.15 2
4	PT国际标准化比率(PT	1.04	%			0.80~1.15	2017.09.15 2
5	活化部分凝血活酶时间(	21.10	秒			25.0~34.0	2017.09.15 2
6	溶栓二聚体(DD)	4660.00	μg/L FEU	↑		<550	2017.09.15 2
7	纤维蛋白原(Fib)	3.00	g/L			2.00~4.00	2017.09.15 2
8	纤维蛋白降解产物(FDP	10.50	μg/ml	↑			2017.09.15 2

序号	检验项目	结果	单位	提示	警告	参考范围	测定时间
1	肌钙蛋白(cTnI)	0.10	ng/ml			0~0.5	2017.09.15 2
2	磷酸肌酸激酶同功酶(CK	1.80	ng/ml			0~5	2017.09.15 2
3	肌红蛋白(Myo)	18.00	ng/ml			0~60	2017.09.15 2

序号	检验项目	结果	单位	提示	警告	参考范围	测定时间
1	磷酸肌酸激酶(CK)	61	U/L			24~195	2017.09.15 2
2	乳酸脱氢酶(LDH)	321	U/L	↑		109~245	2017.09.15 2
3	谷草转氨酶(AST)	173	U/L	↑		13~35	2017.09.15 2
4	钾(K)	2.90	mmol/L			3.50~5.30	2017.09.15 2
5	钠(Na)	141.20	mmol/L			137~147	2017.09.15 2
6	氯(Cl)	107.00	mmol/L			99~110	2017.09.15 2
7	钙(Ca)	2.06	mmol/L			2.08~2.80	2017.09.15 2
8	二氧化碳结合力(CO2)	22.30	mmol/L			22.0~28.0	2017.09.15 2
9	葡萄糖(Glu)	10.80	mmol/L			3.89~6.11	2017.09.15 2
10	尿素氮(BUN)	7.90	mmol/L	↑		2.5~7.0	2017.09.15 2
11	肌酐(Cr)	160	μmol/L	↑		45~133	2017.09.15 2
12	淀粉酶(AMY)	1967.00	U/L	↑		28~100	2017.09.15 2

序号	检验项目	结果	单位	提示	警告	参考范围	测定时间
1	Rh血型	阳性(+)					2017.09.15 2
2	血型	O型					2017.09.15 2
3	白细胞(WBC)	13.16	10E+9/L	↑		3.5~9.5	2017.09.15 2
4	嗜中性粒细胞比例(NE%	94.10	%	↑		40~75	2017.09.15 2
5	淋巴细胞比例(LY%)	3.20	%	↓		20~50	2017.09.15 2
6	单核细胞比例(MO%)	2.60	%	↓		3~10	2017.09.15 2
7	嗜酸性粒细胞比例(EO%	0.00	%	↓		0.4~8.0	2017.09.15 2
8	嗜碱性粒细胞比例(BA%	0.10	%			0~1	2017.09.15 2
9	嗜中性粒细胞绝对值(NE	12.41	10E+9/L	↑		1.8~6.3	2017.09.15 2
10	淋巴细胞绝对值(LY#)	0.42	10E+9/L	↓		1.1~3.2	2017.09.15 2
11	单核细胞绝对值(MO#)	0.34	10E+9/L			0.1~0.6	2017.09.15 2
12	嗜酸性粒细胞绝对值(EO	0.00	10E+9/L	↓		0.02~0.52	2017.09.15 2
13	嗜碱性粒细胞绝对值(BA	0.01	10E+9/L			0.0~0.06	2017.09.15 2
14	红细胞(RBC)	4.17	10E+12/L			3.8~5.1	2017.09.15 2
15	血红蛋白(HGB)	91	g/L	↓		115~150	2017.09.15 2
16	红细胞压积(HCT)	0.283		↓		0.35~0.45	2017.09.15 2
17	红细胞平均体积(MCV)	67.9	fl	↓		82~100.0	2017.09.15 2
18	红细胞平均血红蛋白(MC	21.8	pg	↓		27~34	2017.09.15 2
19	红细胞平均血红蛋白浓度	322	g/L			316~354	2017.09.15 2
20	红细胞分布宽度夹异数	17.5	%	↑		11.5~14.5	2017.09.15 2
21	红细胞分布宽度标准差(	41.2		↑		39~46	2017.09.15 2
22	血小板(PLT)	202	10E+9/L			125~350	2017.09.15 2
23	血小板平均体积(MPV)	10.7	fl			6.0~12.0	2017.09.15 2
24	血小板容积比(PCT)	0.22				0.108~0.272	2017.09.15 2
25	血小板分布宽度(PDW)	12.2				9.0~17.0	2017.09.15 2
26	大血小板比率(P-LCR)	32.2	%			13~43	2017.09.15 2

第三幕

老叶住院后，医生再次详细询问了老叶发病的所有细节，认真查体，多方寻找病因，分析现有的所有实验室检查结果，评估可能存在的高危因素。并就患者病情与老叶家属进行了深入沟通，取得家属的理解和配合。医生给老叶做了进一步的相关实验室检查，结果如下：

序号	检验项目	结果	单位	提示	警告	参考范围	测定时间
1	降钙素原 (PCT)	22.35	ng/ml				2017.09.16 0

序号	检验项目	结果	单位	提示	警告	参考范围	测定时间
1	C反应蛋白 (CRP)	74.10	mg/L	↑		0.0～8.0	2017.09.16 1

序号	检验项目	结果	单位	提示	警告	参考范围	测定时间
1	尿胆原 (URO)	阴性				阴性	2017.09.16 0
2	胆红素 (BIL)	1+				阴性	2017.09.16 0
3	酮体 (KET)	阴性				阴性	2017.09.16 0
4	潜血 (BLO)	1+				阴性	2017.09.16 0
5	蛋白质 (PRO)	1+				阴性	2017.09.16 0
6	亚硝酸盐 (NIT)	阴性				阴性	2017.09.16 0
7	白细胞 (LEU)	阴性				阴性	2017.09.16 0
8	葡萄糖 (GLU)	阴性				阴性	2017.09.16 0
9	比重 (SG)	1.025				1.003～1.030	2017.09.16 0
10	酸碱度 (pH)	5.5				4.5～8.0	2017.09.16 0
11	微白蛋白 (ALB)	>0.15	g/l			<0.15阴	2017.09.16 0
12	红细胞	65	/ul	↑		0～24	2017.09.16 0
13	红细胞团	未见	/ul			未见	2017.09.16 0
14	白细胞	12	/ul			0～26	2017.09.16 0
15	白细胞团	未见	/ul			未见	2017.09.16 0
16	鳞状上皮细胞	3	/ul			未见	2017.09.16 0
17	非鳞状上皮细胞	未见	/ul			未见	2017.09.16 0
18	过渡上皮细胞	未见	/ul			未见	2017.09.16 0
19	肾脏上皮细胞	未见	/ul			未见	2017.09.16 0
20	粘液丝	++	/ul			未见	2017.09.16 0
21	芽殖酵母菌	未见	/ul			未见	2017.09.16 0
22	假菌丝酵母菌	未见	/ul			未见	2017.09.16 0
23	细菌		/ul			0～1890	2017.09.16 0
24	透明管型	未见	/ul			未见	2017.09.16 0
25	颗粒管型	未见	/ul			未见	2017.09.16 0
26	细胞管型	未见	/ul			未见	2017.09.16 0
27	蜡样管型	未见	/ul			未见	2017.09.16 0
28	上皮细胞管型	未见	/ul			未见	2017.09.16 0
29	草酸钙结晶	未见	/ul			未见	2017.09.16 0
30	尿酸结晶	未见	/ul			未见	2017.09.16 0

序号	检验项目	结果	单位	提示	警告	参考范围	测定时间
1	甲胎蛋白 (AFP)	1.80	ng/ml			0.0～10.0	2017.09.16 0
2	铁蛋白	212.87	ng/ml			11.0～306.8	2017.09.16 0
3	糖类抗原CA125 (OVL)	15.14	U/ml			<35.0	2017.09.16 0
4	糖类抗原CA199 (GIIUO)	53.63	U/M1	↑		<35	2017.09.16 0
5	癌胚抗原 (CEA2)	2.66	ng/ml			0.15～9.7	2017.09.16 0

序号	检验项目	结果	单位	提示	警告	参考范围	测定时间
8	LD同功酶-1 (LD-1)	28	U/L			15.0~65.0	2017.09.16 0
9	谷草转氨酶 (AST)	244	U/L	↑		13~35	2017.09.16 0
10	谷丙转氨酶 (ALT)	98	U/L	↑		7~40	2017.09.16 0
11	谷氨酰转肽酶 (GGT)	344	U/L	↑		8~57	2017.09.16 0
12	碱性磷酸酶 (ALP)	307	U/L	↑		50~135	2017.09.16 0
13	胆碱酯酶 (CHE)	5.745	KU/L			4.30~13.2	2017.09.16 0
14	单胺氧化酶 (MAO)	9	U/L			0.0~9.0	2017.09.16 0
15	岩藻糖苷酶 (AFU)	23	U/L			12~40	2017.09.16 0
16	总蛋白 (TP)	70.30	g/L			65~85	2017.09.16 0
17	白蛋白 (ALB)	33.60	g/L	↓		40~55.0	2017.09.16 0
18	球蛋白 (GLB)	36.70	g/L			20~40	2017.09.16 0
19	白蛋白/球蛋白 (A/G)	0.92		↓		1.2~2.4	2017.09.16 0
20	总胆红素 (TBIL)	83.00	μmol/L	↑		1.7~20.5	2017.09.16 0
21	直接胆红素 (DBIL)	48.30	μmol/L	↑		0.0~6.0	2017.09.16 0
22	间接胆红素 (IBIL)	34.70	μmol/L	↑		0.0~14.0	2017.09.16 0
23	钾 (K)	3.25	mmol/L	↓		3.50~5.30	2017.09.16 0
24	钠 (Na)	140.20	mmol/L			137~147	2017.09.16 0
25	氯 (Cl)	107.10	mmol/L			99~110	2017.09.16 0
26	钙 (Ca)	1.94	mmol/L	↓		2.08~2.80	2017.09.16 0
27	二氧化碳结合力 (CO2)	20.70	mmol/L	↓		22.0~28.0	2017.09.16 0
28	葡萄糖 (Glu)	6.64	mmol/L	↑		3.89~6.11	2017.09.16 0
29	尿素氮 (BUN)	8.05	mmol/L	↑		2.5~7.0	2017.09.16 0
30	肌酐 (Cr)	118	μmol/L			45~133	2017.09.16 0
31	尿酸 (UA)	516.0	μmol/L	↑		120~420	2017.09.16 0
32	胱抑素 (CysC)	1.50	mg/L	↑		0~1.30	2017.09.16 0
33	总胆固醇 (Chol)	3.80	mmol/L			3.10~6.00	2017.09.16 0
34	甘油三酯 (TRIG)	1.09	mmol/L			0.45~1.60	2017.09.16 0
35	高密度脂蛋白胆固醇 (HD)	0.95	mmol/L			0.8~2.35	2017.09.16 0
36	低密度脂蛋白胆固醇 (LD)	2.40	mmol/L			<4.1	2017.09.16 0
37	淀粉酶 (AMY)	1917.00	U/L	↑		28~100	2017.09.16 0

CT 检查：

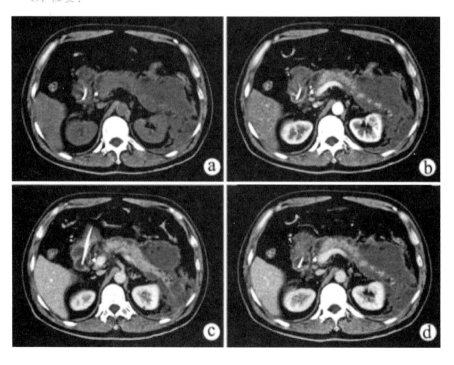

磁共振胰胆管造影（MRCP）检查结果：

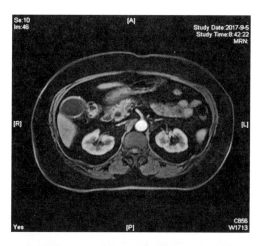

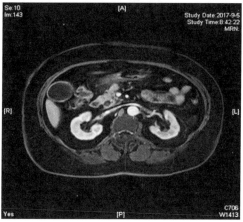

与此同时医护合力，密切监测生命体征、记录24小时液体出入量、动态评估病情程度。给予吸氧、补液、胃肠减压，使用亚胺培南、奥美拉唑、间苯三酚、生长抑素、抑肽酶、营养支持和对症治疗等一系列综合措施，全力救治老叶。

经过15天的精心治疗，老叶症状明显改善，各项化验指标恢复正常，终于可以出院了。老叶带着一家人与医生、护士告别，感谢大家的精心照顾。医生再次向老叶交代了注意事项，约定复查时间。这次开心酒席之后发生的腹痛，不仅让老叶感慨万千，也给即将进入医学院的小叶上了生动的一课。

参考文献

1. SD Van, N. Hallensleben, HS Van, et al. Acute pancreatitis: recent advances through randomised trials. Gut, 2017, 66(11): 2024-2032.

2. S Crockett, Y Falck-Ytter, J Feuerstein, et al. American gastroenterological association institute guideline on initial management of acute pancreatitis. Gastroenterology, 2018, 154(4).

3. D. Lew, E. Afghani, S. Pandol. Chronic pancreatitis: current status and challenges for prevention and treatment. Digestive Diseases & Sciences, 2017, 62(7): 1702-1712.

4. E. Rinninella, MG Annetta, ML Serricchio, et al. Nutritional support in acute pancreatitis: from physiopathology to practice. An evidence-based approach. European Review for Medical & Pharmacological Sciences, 2017, 21(2): 421.

5. 王鹏旭，尚东. 急性胰腺炎的国内外主要指南分析. 肝胆胰外科杂志，2017, 29(1): 1-5.

6. 中华医学会外科学分会胰腺外科学组. 急性胰腺炎诊治指南(2014版). 中华消化外科杂志，2015, 53(1): 7-10.

PBL 案例学生版

都是龙眼惹的祸

课程名称：消化与营养模块

使用年级：三年级

撰 写 者：龙 廷 邓志波

吴丽萍

审 查 者：PBL 工作组

汕头大学医学院
ShanTou University Medical College

第一幕

广东的七月，正是岭南佳果龙眼丰收的季节。家住丰顺县汤南某小镇的75岁老人徐婆婆，1个半月前在家人不知晓的情况下偷偷进食了大约1斤的龙眼，谁也没想到由此引发出一场不小的健康危机。

进食龙眼后当天，徐婆婆即出现腹胀、中腹和下腹胀痛，以及腹泻的症状。一开始，只是粪便有些稀黏，之后转为"黄色水样便"，每天排便多达10余次；徐婆婆自觉有发热感，但没有恶心呕吐的表现，在镇上一家中医诊所接受治疗数天后，腹泻暂时止住了，但却出现了数天1次的"羊粪样便"，且粪量较少，且一旦进食或饮水稍多，就又出现稀水样便，一天2～3次。这让徐婆婆吃喝也不是，不吃喝也不是，只能靠每天进食大概两碗稀水米粥来维持。失去正常饮食的徐婆婆日渐消瘦，全身乏力，整日提不起精神，觉得"生不如死"。

在家人的安排下，徐婆婆到当地一家县医院住院治疗，然而病情并无好转。就在几天前，徐婆婆突然表示不想再治疗进食，要回家，无论家人如何劝说，她都坚持要出院，无奈之下，家人只好将她接回家休养。从此，徐婆婆每天卧床不起，每天仅勉强喝一些米汤，身体状况变得愈来愈差了。家人实在不忍心看她这样每况愈下，很担心，决定送徐婆婆来市医院诊治，做最后的努力。

据徐婆婆的儿子回忆，3天前在县医院住院治疗时，负责管床的医生曾在病房门口向他说明母亲的病情，说徐婆婆有可能得的是癌症。这些谈话可能被极其关注病情的徐婆婆听到了。

第二幕

市医院接诊后，对徐婆婆进行了详细的病史调查。徐婆婆于1998年退休，之前一直在当地一所小学任教，曾担任两届校长，平时工作十分琐碎繁忙。30多年前，徐婆婆因消化道出血入院，胃镜和病理诊断（组织活检）为胃溃疡（资料已遗失），质子泵抑制剂和抗生素治疗效果不明显，最后在当地医院接受胃大部切除术（80%，毕氏Ⅰ式），术后恢复良好。

经体检和一系列辅助检查之后，医生排除了徐婆婆患消化系统恶性肿瘤的诊断；胃镜和病理结果显示浅表性胃炎，残胃吻合口存在炎症和糜烂（如下图所示）。医院采取的主要治疗措施包括：心理安慰；口服奥美拉唑和铝碳酸镁（达喜）；输血浆、白蛋白和脂肪乳及电解质；鼓励进食。徐婆婆在得知自己并没有患上癌症之后，心情顿时好转，食欲逐渐恢复。住院期间，她积极配合医生接受治疗，半个月后体重有明显增加，已能下床行走和自由活动。

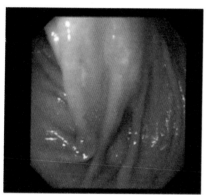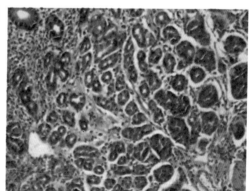

至此，一场由进食龙眼引发的健康危机宣告结束，徐婆婆又能回到她热爱的乡下，继续平静的退休生活了。

参考资料

1. 陈文彬，潘祥林. 诊断学. 北京：人民卫生出版社，2013.

2. 邝贺龄. 内科疾病鉴别诊断学. 北京：人民卫生出版社，2006.

3. 陆再英，钟南山. 内科学. 北京：人民卫生出版社，2010.

4. 姚泰. 生理学. 北京：人民卫生出版社，2005.

PBL 案例学生版

晓华的"月子餐"

课程名称：消化与营养模块

使用年级：三年级

撰 写 者：张庆英

审 查 者：PBL 工作组

汕头大学医学院
ShanTou University Medical College

第一幕

　　王晓华，28 岁，刚刚顺产生下儿子（体重 3.5 kg，身长 50 cm）。婆婆特地从千里之外的四川赶来照顾晓华。"坐月子"期间晓华的饮食都由婆婆负责，并且晓华采用全母乳喂养儿子。婆婆每天做饭的食谱见表 1。

表 1　第一周的食谱

餐次	食谱	食物重量（g）	食谱	食物重量（g）
早餐 8 am	粥 馒头	籼米 50 富强粉 100	花生米 咸萝卜干	花生 20 萝卜干 20
午餐 12 pm	饭 辣椒炒四季豆 手撕鸡肉	籼米 150 四季豆 100、辣椒 25 鸡胸脯肉 50	烹调油 调味品 鸡汤	菜籽油 10 精盐 6 鸡汤 100
晚餐 6:30 pm	饭 麻辣土豆丝 红烧肉末茄子	籼米 150 土豆 100、辣椒 25 茄子 100、瘦肉 20	烹调油 调味品 鸡汤	10 精盐 6、酱油 5 鸡汤 100
加餐	红糖煮鸡蛋	鸡蛋 100、红糖 5		

　　相同的菜吃了 1 周后，晓华觉得太麻辣太咸，让丈夫和婆婆说炒菜时少放一些辣椒和盐。第二周，婆婆做了一些更改，见表 2。

表2　第二周的食谱

餐次	食谱	食物重量（g）	食谱	食物重量（g）
早餐 8 am	粥 馒头	籼米50 富强粉100	花生米 咸萝卜干	花生20 萝卜干20
午餐 12 pm	饭 炝炒包菜 手撕鸡肉	籼米150 包菜100 鸡胸脯肉50	鸡汤 调味品 烹调油	鸡汤100 精盐6 菜籽油10
晚餐 6:30 pm	饭 红烧豆腐 蒸南瓜	籼米150 豆腐50 南瓜50	鸡汤 调味品 烹调油	鸡汤100 精盐6、酱油5 菜籽油10
加餐	红糖煮鸡蛋	鸡蛋100、红糖5		

　　晓华的母乳量是够的，但看起来很清，孩子总是哭闹，感觉没有喂饱孩子，孩子的体重20天只增加了1斤。晓华发现婆婆将吃剩的鸡肉隔顿加水炖给她吃，心想可能是营养不够，于是让婆婆改成鱼、猪肚之类，还有增加绿叶蔬菜和水果。婆婆有些不悦，说我们年轻时"坐月子"就是多吃米饭，多吃一些鸡蛋，其他哪有那么多的讲究。晓华感到很压抑，孩子夜间也吵闹，晓华开始每天伤心流泪，渐渐地开始不说话，不想交流，阴沉着脸。母乳也越来越少，刚2个月，孩子就开始添加了牛奶。因为打预防针，到市妇幼保健院，顺便做了儿童保健。

第二幕

　　儿童保健医生详细询问了婴儿的基本情况及喂养情况，晓华说孩子食欲尚可，但睡眠欠佳，睡觉易惊醒，夜奶次数较多，目前母乳不够吃，白天需要加一餐牛奶。随后医生对孩子进行了检查，查体情况如下：身长 54.7 cm，体重 4.6 kg，头围 39.5 cm，呼吸规则，心音有力，律齐，囟门 2.5 cm×2.5 cm，腹部平软，二便正常。医生告诉晓华孩子的发育不太理想，并建议做母乳分析。母乳分析结果：脂肪含量 3.0 g/100 g，蛋白质 0.83 g/100 g，乳糖 6.9 g/100 g，能量 58.3 kcal/100 g。医生说母乳营养成分不是太理想，应保证母乳充足并提高母乳质量。医生邀请医院营养师会诊，营养师根据《中国居民膳食指南》给晓华及其丈夫和婆婆普及了营养学相关知识，建议调整饮食结构，增加动物性蛋白质等优质蛋白质的补充，应尽量恢复全母乳喂养。

　　晓华听了医生的一番话，不禁哭了起来，并表现出对带孩子没有信心，很是担忧。于是，医生又建议晓华去看了妇女保健科。妇保科医生仔细询问晓华在产后这段时间带孩子的情况，尤其是家庭成员间的关系及在带孩子中各自的付出，开导晓华，并特别叮嘱晓华的丈夫要多抽时间协助妻子分担带孩子的任务，体贴和关心妻子。

　　第二天，婆婆根据医院营养师的建议重新调整了晓华的膳食，并依据晓华的口味，饮食尽量清淡，食谱见表 3，每两天适当更换一些菜式。晓华的乳汁分泌逐渐恢复充足，夜间孩子也不再吵闹，第 3 个月去做儿童保健，孩子的身长为 57 cm，体重为 5.8 kg。

表 3　调整后的食谱

餐次	食谱	食物重量（g）	食谱	食物重量（g）
早餐 8 am	馒头 牛奶	富强粉 100 牛乳 250 ml	荷包蛋	鸡蛋 100
午餐 12 pm	饭 红烧肉末茄子 清炒油麦菜	籼米 150 茄子 100、瘦肉 25 油麦菜 150	猪肚汤 调味品 烹调油	猪肚肉 100、汤 200ml 精盐 6 、酱油 5 菜籽油 10
晚餐 6:30 pm	饭 清蒸鲈鱼 蒸肉饼 清炒生菜	籼米 150 鲈鱼 150 肥瘦猪肉 100 生菜 150	百合炒白果 调味品 烹调油	百合 50、白果 25 精盐 6 菜籽油 10
加餐 8 pm	红糖煮鸡蛋 水果	鸡蛋 100、红糖 5 苹果 50、橙子 50		

参考资料

1. 傅华. 预防医学. 6 版. 北京：人民卫生出版社，2013.

2. 孙长灏. 营养与食品卫生学. 8 版. 北京：人民卫生出版社，2017.

3. 刘烈刚. 妇幼营养学. 北京：人民卫生出版社，2018.

4. 中国营养学会. 中国居民膳食指南 (2016). 北京：人民卫生出版社，2016.

PBL 案例学生版

病从口入

课程名称：消化与营养模块

使用年级：三年级

撰 写 者：张　莹

审 查 者：PBL 工作组

汕頭大學醫學院
ShanTou University Medical College

第一幕

　　艾奶奶今年67岁了，最近被儿子接进城里照顾1岁多的孙子小宝，很是开心。艾奶奶平时常吃腌制食品，剩饭剩菜、发霉变质的食物也舍不得倒掉，背着家人偷偷自己吃。在喂小宝的时候，习惯自己把饭菜嚼碎喂给小宝吃。有一天以同样方式喂食小宝时被家人发现，引起争执，艾奶奶又羞又恼，突然头晕目眩，瘫坐在地并随即吐了一大口咖啡色的液体。儿子急忙把艾奶奶送到医院。

　　艾奶奶10年前曾因上腹部疼痛住院，诊断为幽门溃疡，幽门螺杆菌检查阳性。出院后未再进行正规治疗。近半年腹部时而隐隐作痛，2个月前开始疼痛明显频繁，吃了止痛药也不见好转。近1个月来腹部胀痛逐渐加重，吃不下饭，体力下降，体重也下降了约5 kg，艾奶奶以为是带孙子太累，也没有告诉儿子。直到10天前开始出现排黑色稀糊状便，才觉得可能有点问题，但也没有就诊。

　　医生查体：体温36.8 ℃，呼吸20次/分，心率82次/分，血压129/88 mmHg，意识清，精神偏软，皮肤、巩膜无黄染。双肺呼吸音清，未闻及干湿啰音。心脏听诊律齐，各瓣膜听诊区未闻及杂音。腹平软，中上腹部触及包块，有压痛，无反跳痛，肝脾肋下未及，肝区无叩痛，墨菲征（−），移动性浊音（−），肠鸣音3次/分。双下肢无水肿，病理征未引出。辅助检查：C反应蛋白（CRP）46 mg/L，粪便隐血试验（＋＋＋＋），CA72-4 213.6 kU/L，CA19-9 524.6 kU/L，甲胎蛋白（AFP）5.2 ng/ml。

第二幕

艾奶奶被收入院。胃镜检查胃小弯侧见一溃疡型肿物，约 4 cm×3 cm，底覆污苔，有出血，幽门口无法辨认，活检取材送病理，质韧，易出血。病理诊断：胃溃疡型肿物活检见异型细胞，但由于组织较少，建议术中病理佐证。医生和家属交代病情，怀疑恶性肿瘤，建议手术治疗。

艾奶奶听到要做手术，十分紧张。医生对其讲解手术方案，并对艾奶奶的疑问进行耐心解释后，艾奶奶决定积极配合治疗。数日后医生行切除术，术中见胃小弯侧溃疡形肿物 4.5 cm×3 cm，周围黏膜壁隆起，底粗糙，清扫淋巴结见肿大。术后送检肿物，光镜所见如图 1 所示，增生的异型细胞弥漫浸润黏膜下层、肌层及浆膜外组织，送检淋巴结内可见数个异型细胞。临床诊断为胃癌。

艾奶奶在手术后出院，继续使用化疗药物，医嘱术后化疗并每 3 个月到医院复查，注意恢复期间的饮食及心理干预。

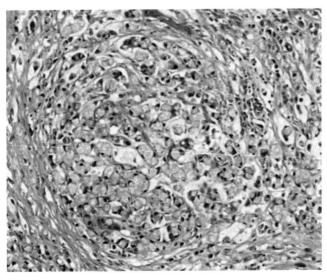

图 1　术后病理光镜检查结果
癌组织内无明显腺样结构，癌细胞体积较小，核偏位，胞浆空壳呈"印戒状"

参考资料

1. 李甘地 . 病理学 . 3 版 . 北京：人民卫生出版社 ,2015.

2. 李玉林 . 病理学 . 8 版 . 北京：人民卫生出版社，2014.

3. 美国国家综合癌症网络 . NCCN 临床实践指南：胃癌（2017 版）.

4. 苏利萍，陈静，朱波，等 . XELOX 和 FOLFOX4 新辅助化疗方案治疗局部晚期胃癌的安全性和有效性 . 现代肿瘤医学，2018,4:538-542.

5. 黎蕊 . 影像学诊断在胃癌中的应用 . 保健文汇，2017,2:204.

PBL 案例学生版

白阿姨怎么变黄了

课程名称：消化与营养模块

使用年级：三年级

撰 写 者：陈玮莹

审 查 者：PBL 工作组

汕头大学医学院
ShanTou University Medical College

第一幕

白阿姨今年59岁。1周前盛情宴请远方来客之后，感觉非常疲惫，全身酸痛，伴有畏寒、发热，以为是感冒了，就自行服用"抗感冒药物"1周。服药后右上腹疼痛发作，不想吃东西，怕油腻，腹胀，皮肤瘙痒。她还发现粪便颜色变成灰白色，但尿的颜色变成浓茶色。白阿姨的儿子也发现妈妈变黄了，眼睛和皮肤都发黄，因此陪着妈妈到医院就医。

白阿姨多年来基本不吃早餐，平时爱吃鱼肉，不喜欢蔬菜、水果，很少喝水。12年前因反复右上腹疼痛曾诊断为"慢性胆囊炎，胆囊结石"，医生给予"消炎利胆"药物治疗后好转，但此后症状时有反复，近1～2年来发作频繁。每次右上腹疼痛发作时，白阿姨就自己服用"消炎利胆"药物，可以缓解。

接诊丁医生初步体检结果：体温38.6℃，脉搏85次/分，呼吸20次/分，血压115/70 mmHg，面色发黄，巩膜及全身皮肤黄染，腹部平坦，右上腹轻压痛，墨菲征阳性，无反跳痛及肌紧张，肝未触及，腹部移动性浊音阴性。丁医生嘱咐白阿姨卧床休息，禁食，并进一步做实验室检查。

第二幕

实验室检查结果如下：

检验项目	结果	参考值
白细胞计数	$12.5 \times 10^9/L$ ↑	$(4.0 \sim 10.0) \times 10^9/L$
血红蛋白	110 g/L ↓	115 ~ 150 g/L
总胆固醇	7 mmol/L ↑	3.10 ~ 5.71 mmol/L
三酰甘油	4.5 mmol/L ↑	0.58 ~ 1.7 mmol/L
总胆红素	345.9 μmol/L ↑	3.4 ~ 17.1 μmol/L
直接胆红素	242.1 μmol/L ↑	0 ~ 7 μmol/L
间接胆红素	103.8 μmol/L ↑	0 ~ 18 μmol/L
总胆汁酸	25.38 μmol/L ↑	0 ~ 10 μmol/L
尿三胆		
尿胆红素	阳性	阴性
尿胆原	阴性	阴性

　　腹部 B 超检查结果：肝大小正常，包膜光滑，肝内未见明显光团。胆囊大小尚可，胆囊壁增厚，显示欠清，胆囊腔内见强光团堆积，伴有声影。胆总管上段内径 5 mm，胆总管下段略为扩张，内径 10 mm，管腔内可见强光团，肝胆管未见明显扩张。肾功能及电解质正常。心电图及 X 线胸片正常。综合各项检查结果，诊断为慢性胆囊炎合并胆囊和胆总管结石、阻塞性黄疸。

　　白阿姨于入院后接受外科手术治疗，取出多颗结石，为胆固醇结石。术后给予消炎利胆、护肝药物治疗。白阿姨的腹痛消失，逐渐恢复正常饮食，黄疸逐渐消退，伤口愈合出院。医生根据《中国居民膳食指南》给予平衡膳食指导，嘱咐白阿姨按时进餐，低脂饮食，适当进食粗纤维食物和体育锻炼，并嘱 1 个月后随诊。

参考资料

1. Lee JY, Keane MG, Pereira S. Diagnosis and treatment of gallstone disease. Practitioner, 2015,259(1783):15-19.

2. 雷启东，陈静. 慢性胆囊炎胆结石合并原发性胆汁性肝硬化漏诊一例. 云南医药，2011, 32(4):465.

3. 林枫,叶启文. 胆石症肝脏损害的特征－附722例治疗分析. 中西医结合肝病杂志，2001, 11(suppl.):119.

4. 陈灏珠. 实用内科学. 12 版. 北京：人民卫生出版社，2005.

5. 武汉医学院等. 外科学·上册. 北京：人民卫生出版社,1980.

6. 查锡良，药立波. 生物化学与分子生物学. 8 版. 北京：人民卫生出版社,2013.

PBL 案例学生版

胖胖的女孩

课程名称：消化与营养模块

使用年级：三年级

撰 写 者：边军辉

审 查 者：PBL 工作组

汕头大学医学院
ShanTou University Medical College

第一幕

　　小晶今年 19 岁，她出生后 1 个月就被现父母领养。她从小聪明伶俐，上学后成绩优异，很得养父母欢心。但她从上幼儿园开始体重就快速增加，身体不断变胖。因此大家都叫她"小胖"（图 1）。这令养父母有些担心，在她 6 岁时为她专门咨询了营养师，采取过限食的措施，但效果不佳。10 岁时，养父母又给她报了一个儿童减肥班，持续了 1 年，但体质指数（BMI）仍然继续快速升高；14 岁时，小晶参加了一个历时 45 天的减肥夏令营，因严酷的限食措施，体重减了 20 kg；但回家后，很快又恢复到原体重，并在接下来的 1 年里增加了 12 kg。

　　让养父母不安的是小晶的肥胖还伴随着其他困扰。5 岁时，小晶开始出现睡眠不安，夜间会惊醒 1 ~ 2 次；因为胖，小晶一直是同学取笑的对象，12 岁时，养父母和老师都注意到她情绪异常，精神科医生发现小晶心境低落，缺乏进取心，为她开了抗抑郁药，并建议转学和心理治疗。转学后，小晶情绪明显好转，遂停止了心理咨询，但仍继续服药；13 岁时，她还没有来过月经，家长就带她去看内分泌专科医生，内分泌医生的记录表明，小晶那时身高 162.4 cm，体重 106.9 kg，血压 132/73 mmHg，脉搏 76 次 / 分。乳房发育为 Tanner 发育分期的三期，前阴毛发育为 Tanner 五期。医生对于小晶的症状也束手无策，只能建议跟踪随访；15 岁时小晶终于迎来月经初潮，这时她已经是身高 164.5 cm 的大姑娘了，体重达 126.6 kg，BMI 为 46.7，血压 145/95 mmHg。她脸部有轻度痤疮，腹部有类似男性分布的毛发，下腹部呈明显腹纹，其他体检项目均为正常。医生意识到小晶可能合并其他内分泌问题，给她开具了相关检查。

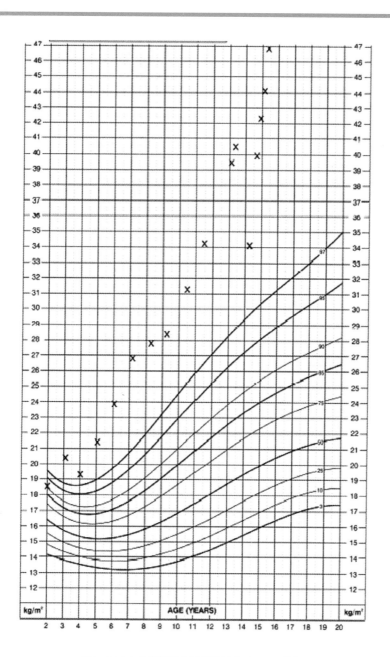

图1　BMI 与儿童和青少年年龄关系（×：小晶）

（实线为 3% ~ 97% 人口 BMI 分布）

第二幕

小晶的实验室检查结果如表1。

表1　小晶的实验室检查结果

项目	正常范围	小晶			
		8岁2个月	13岁3个月	13岁2个月半	15岁
天冬氨酸转氨酶（U/L）	0～35	25			41
丙氨酸转氨酶（U/L）	0～25	23			50
胆红素（mg/100 ml）	0.2～1.0	0.4			
胆固醇（mg/100 ml）	＜200	188			218
三酰甘油（mg/100 ml）	40～150	148			291
睾酮（游离）	妇女（1.1～6.3）性成熟前女孩（0.2～0.6）		7.3		3.3
睾酮（总体）	妇女（10～55）性成熟前女孩（＜10）		26		
雌二醇（pg/ml）	30～500		22	50	
血糖（mg/100 ml）	70～110				141
空腹胰岛素（μU/ml）	3～12		106		
胰岛素（μU/ml）	0.0～20.0				166.5

检查结果很令人沮丧，小晶和养父母经过医生长时间解释才能接受肥胖可能对健康带来的诸多恶果，无可奈何之下开始接受二甲双胍（metformin）及西布曲明（sibutramine）药物治疗和针对肥胖症的团体治疗法，但结果依然不尽如人意。

18岁时，小晶已经与肥胖斗争了15年，想尽办法的医生将减肥手术作为治疗的选择介绍给她，她欣然同意。19岁时，她接受了腹腔镜胃空肠吻合术（laparoscopic Roux-en-Y gastric bypass），并在手术中取了肝标本做活检（结果见图2）。

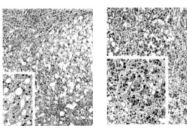

图2　肝活检 HE 染色、Trichrome 染色

术后1个月，小晶体重从122.5 kg降至109.6 kg，BMI是39.8，医生让小晶停用降糖药。目前，她的血压为138/79 mmHg，血糖逐步恢复正常。

参考资料

1. Weiss R., Dziura J., Burgert TS, et al. Obesity and the metabolic syndrome in children and adolescents.New England Journal of Medicine, 2004,350:2362-2374.

2. Bell CG, Walley AJ, Froguel P. The genetics of human obesity.Nature Reviews Genetics, 2005,6:221-234.

3. Inge TH, Zeller MH, Lawson ML, et al. A critical appraisal of evidence supporting a bariatric surgical approach to weight management for adolescents. The Journal of Pediatrics, 2005,147:10-19.

4. Apovian CM, Baker C., Ludwig DS, et al. Best practice guidelines in pediatric/adolescent weight loss surgery. Obesity Research, 2005,13:274-282.

机体平衡模块
案例

PBL 案例学生版

痒痒痒

课程名称：机体平衡模块

使用年级：三年级

撰 写 者：高分飞

审 查 者：PBL 工作组

汕头大学医学院
ShanTou University Medical College

第一幕

　　72 岁的唐老汉承包的果园连着几年大丰收，生活是真正奔小康了。但最近唐老汉出了点烦心事——皮肤干燥、瘙痒难耐。原以为是天气干燥的原因，因为也常觉得口干、口渴，喝水多。听朋友的介绍，买了瓶保湿润肤露抹，但不管用，遂到乡卫生院诊治。医生检查，见小腿、手臂上皮肤干燥脱屑，散在扁平丘疹，有明显挠抓的红肿痕。诊断为"瘙痒症"，开了些口服的抗过敏药和外用药，嘱其注意皮肤卫生，限制烟、酒及辛辣等刺激性食物。

　　唐老汉用药后，瘙痒稍减，甚喜。但几天后，瘙痒复原。又去乡卫生院，这次医生换了皮炎平（复方醋酸地塞米松乳膏）外用和强的松（泼尼松）片口服。换药后，瘙痒有所缓解。用过一段时间后，发现皮肤易挠破，有渗液，出现一些小脓点，也没太在意，就这么拖了几个月。

　　再见唐老汉已是在几个月后的急诊室，救护车送来时已是昏迷状态。在急诊科体检：四肢阙冷，皮肤干燥，脉搏细速，呼吸深快，呼出的气体有烂苹果味；体温 36.1 ℃，血压 102/65 mmHg，心率 125 次 / 分，呼吸 26 次 / 分；心律齐，心音低钝，两肺呼吸音清；双侧瞳孔等大等圆，对光反射存在。

第二幕

　　原来，唐老汉新承包了自家果园旁边的一片荒山。为了方便开垦，唐老汉带着儿子吃住在看守果园的小木屋里。山上最不方便的是用水，口渴时经常靠摘些水果吃。经过两个多月的强体力活，唐老汉觉着特别疲乏、烦渴，食欲也不好，后来发展为反应迟钝、嗜睡，说话、做事也常犯糊涂。儿子觉着大事不妙，强行带唐老汉下山，准备休息一晚就去医院复查。哪知道第二天一早发现唐老汉昏迷了，于是赶快叫救护车送来医院。

　　实验室检查，阳性结果如下：

　　血糖（GLU）：35.98 mmol/L ↑（正常参考值 3.89 ~ 6.11 mmol/L）

　　血钠：158 mmol/L ↑（正常参考值 135 ~ 145 mmol/L）

　　血酮：5.68 mmol/L ↑（正常参考值 0.03 ~ 0.5 mmol/L）

　　血 HCO_3^-：8 mmol/L ↓（正常参考值 22 ~ 27 mmol/L）

　　pH：7.08 ↓（正常参考值 7.35 ~ 7.45）

　　无尿，未查。

　　医生赶紧采取补液、小剂量胰岛素持续静脉滴注，以及纠正电解质紊乱等治疗。

参考资料

1. 侯麦花，朱文元. 糖尿病与皮肤病. 临床皮肤科杂志，2006, 35(2)：122-124.

2. 毛治芳. 以皮肤科疾病为首发症状的糖尿病 40 例临床分析. 实用临床医学，2012, 13(9)：6-7.

3. 林少达. 糖代谢紊乱. 见：迟宝荣，周胜华. 内科学. 北京：高等教育出版社，2017.

4. 杨宝峰. 药理学. 8 版. 北京：人民卫生出版社，2013.

5. 参考网站：

https://www.clinicalkey.com/#!/search/diabetes/%7B%22facetquery%22:%5B%22+contenttype:JL%22,%22studytype:SystRev%22,%22studytype:Meta%22,%22studytype:RCT%22,%22+contenttype:PG%22,%22+contenttype:CO%22,%22+contenttype:CT%22%5D%7D

https://www.clinicalkey.com/#!/search/hyperglycemic%2520hyperosmolar%2520status%2520coma/%7B%22facetquery%22:%5B%22+contenttype:JL%22,%22studytype:Narrative%22,%22+contenttype:CO%22,%22+contenttype:PG%22%5D%7D

https://www.uptodate.com/contents/search?search=diabetes&sp=0&searchType=PLAIN_TEXT&source=USER_INPUT&searchControl=TOP_PULLDOWN&searchOffset=1&autoComplete=false&language=&max=0&index=&autoCompleteTerm=

https://www.uptodate.com/contents/search?search=hyperglycemic%20hyperosmolar%20status%20coma&sp=0&searchType=PLAIN_TEXT&source=USER_INPUT&searchControl=TOP_PULLDOWN&searchOffset=1&autoComplete=false&language=zh-Hans&max=10&index=&autoCompleteTerm=

PBL 案例学生版

难言之隐，一洗未了

课程名称：机体平衡模块

使用年级：三年级

撰 写 者：高分飞

审 查 者：PBL 工作组

汕头大学医学院
ShanTou University Medical College

第一幕

　　小丽初中毕业后就来到城市打工。后来结交了一个男朋友，在一次酒后发生了性关系。几天后，小丽觉得尿频、尿急、排尿时刺痛。在网络上搜到的相关内容让小丽又羞又怕：担心会不会染上了性病。于是她悄悄去药店买了一瓶"洁尔阴"，希望"难言之隐，一洗了之"。洗了几天，症状不仅没有缓解，反而愈加严重。无奈下，羞愧的小丽选择了那家路边广告牌上写着"一医一患一诊室"的私立医院。

　　在这家私立医院，小丽受到热情的接待。大夫推荐她做了一个"×国进口先进仪器"的尿化验。结果出来，大夫严肃地告诉小丽，她得了"非淋菌性尿道炎"，并给小丽开了疗程7天的阿奇霉素，当然价格也不菲。

　　一个疗程下来，小丽的病情并没有明显改善。细心的同事发现小丽的隐情，劝小丽去正规医院。小丽于是去市立医院挂了专家门诊。张主任带着实习医生小林坐诊，主任询问了小丽的发病经过，并进行了体格检查，没有发现明显异常。化验结果显示，血常规无异常，尿常规示白细胞计数15个/μl，尿沉渣涂片镜检可见革兰氏阴性杆菌。

第二幕

　　小丽得知自己是"尿路感染"，不是"性病"，暗自庆幸，同时也后悔不该先去那家不规范的医院。

　　张主任让小林医生先拟一个初步治疗方案。小林医生开了莫西沙星 0.4 g po qd 抗感染治疗，被张主任当面贬了一通选药错误。随后张主任给小丽开了左氧氟沙星 0.4 g po qd，还开了一些小苏打片让小丽泡水喝，嘱咐她多喝水、勤排尿；同时做了"尿培养＋药敏试验"检查；张主任让小丽 3 天后复查，同时查看药敏试验结果。

　　3 天后，小丽回来复查，疗效不理想。尿培养结果显示为大肠埃希菌，对氨苄西林/舒巴坦、头孢唑肟、庆大霉素、亚胺培南敏感，对四环素、克林霉素、环丙沙星、哌拉西林、复方磺胺甲噁唑耐药。于是换用舒他西林 0.75 g po bid，用药 3 天，小丽尿频、尿急、尿痛症状消失。1 周后复查尿常规脓细胞阴性，白细胞计数 0/ μl，尿沉渣涂片未发现细菌。终于了了"难言之隐"。

参考资料

1. 郭金娟，孙增先，荆莉. 1例2型糖尿病合并复杂性尿路感染不合理用药分析. 药物与临床，2017, 20(10)：1828-1830.

2. 迟宝荣，周胜华. 内科学. 北京：高等教育出版社，2017.

3. 杨宝峰. 药理学. 8版. 北京：人民卫生出版社，2013.

4. 高艳萍，葛建新. 抗生素应用与细菌耐药性产生的辩证关系. 临床医生论坛，2008, 29(7)：72-73

5. 参考网站：

https://www.uptodate.com/contents/zh-Hans/acute-simple-cystitis-in-women?search=urinary%20tract%20infection&source=search_result&selectedTitle=2 ~ 150&usage_type=default&display_rank=2

https://www.clinicalkey.com/#!/content/clinical_overview/67-s2.0-9f7bed12-c0ec-47a4-b7c2-d7aca354df5d

PBL 案例学生版

胖子寻医记

课程名称：机体平衡模块

使用年级：三年级

撰 写 者：林少达　林楚佳

审 查 者：PBL 工作组

汕头大学医学院
ShanTou University Medical College

第一幕

　　36 岁的张女士，婚前相貌姣好，身材苗条，身高 165 cm，体重不到 50 kg。有了孩子后，张女士日渐发福，身材丰满了很多。亲戚朋友们也夸她长胖后更好看了！但最近 4 年来，张女士感觉食欲特别好，真是"吃嘛嘛香"，体重增加到 79 kg，原来的瓜子脸变成了满月脸，腰围更是达到了 102 cm，身材走形，原来的美丽不再，还经常有同事朋友拿她的胖开玩笑。张女士决定减肥。她先是在互联网上网购了某"神奇瘦身汤"，喝了 50 天，体重丝毫没有下降。后来又在药店里买了某品牌的国食健字 G200×××× 的"××× 减肥茶"，认真按说明书饮用，但她既不减少食量，也不喜欢运动，3 个月下来体重不降反升。刚好这时在医学院读大三的侄女春节回家，看到姑姑自己乱减肥，便把自己学习到的医学知识讲给姑姑听，并带姑姑去药房量了血压，结果发现姑姑的血压是 160/115 mmHg，于是赶紧要姑姑到医院做系统检查。

　　张女士到医院门诊看病，医生询问病史，知道张女士已快 3 个月没有来月经了，此前已经出现月经周期变长、经量减少；大腿和手臂不小心磕碰到硬物时，皮肤很容易出现瘀斑，双上肢散在出血点。体格检查：身高 165 cm，体重 80 kg，腰围 105 cm，血压 160/100 mmHg；向心性肥胖，四肢变细；水牛背，满月脸，多血质外貌；面部、前胸和后背皮肤可见痤疮，腋下、下腹部、大腿内侧及腘窝有紫纹。门诊辅助检查血常规：血红蛋白 99.2 g/L（正常值 110 ~ 150 g/L），白细胞 4.34×10⁹/L［正常值（4.0 ~ 10.0）×10⁹/L］，中性粒细胞 85.2%（正常值 50% ~ 70%）；血钙 2.21 mmol/L（正常值 2.25 ~ 2.75 mmol/L），血钾 3.10 mmol/L（正常值 3.5 ~ 5.5 mmol/L）；口服 75 g 葡萄糖耐量试验：空腹血糖 5.21 mmol/L（正常值 3.9 ~ 6.1 mmol/L），2 小时血糖 8.55 mmol/L（正常值 ≤ 7.8 mmol/L）；血皮质醇（上午 8 时）678.8 nmol/L（正常值 118.6 ~ 618.0 nmol/L）。张女士拿着化验结果再次就诊，医生又询问张女士近期有无服用降压药等口服药物或使用外用药物。张女士均否认，同时也否认酗酒。医生告诉张女士伴有月经紊乱、高血压、低血钾等，不像单纯的肥胖，要住院详细检查和治疗，张女士同意了。

第二幕

入院后张女士接受了一系列检查，结果如下：

1. 血常规：血红蛋白 109 g/L↓，白细胞 4.3×10⁹/L，中性粒细胞 85%↑。

2. 血钙 2.22 mmol/L↓，血钾 3.10 mmol/L↓。

3. 空腹血糖 6.62 mmol/L↑，口服 75 g 葡萄糖耐量试验 2 小时血糖 10.11 mmol/L↑。

4. 促卵泡激素（FSH）1.5 IU/L，黄体生成素（LH）2.0 IU/L，雌二醇 603.6 pmol/L。

5. 血醛固酮：卧位＜0.1 pmol/L↓（正常值 9.4～253 pmol/L），立位 76.8 pmol/L↓（正常值 110～923 pmol/L）。

6. 血管紧张素Ⅱ：卧位＜0.1 ng/L↓（11.8～95 ng/L），立位 1.5 ng/L↓（92.5～150 ng/L）。

7. 血浆肾素活性：卧位 0 μg/（L·h）↓[0.07～1.47 μg/（L·h）]，立位 0 μg/（L·h）↓[1.5～5 μg/（L·h）]。

8. 尿 17-酮类固醇（17-KS）：13.1 μmol/24 h↓（男 16.3～40.3 μmol/24 h，女 14.9～37.5 μmol/24 h）。

9. 尿 17-生酮类固醇（17-KGS）：50 μmol/24 h↑（男 24～58.3 μmol/24 h，女 23.3～48.3 μmol/24 h）。

10. 尿醛固酮：3.9 nmol/24 h↓（5.5～33.3 nmol/24 h）。

11. 血皮质醇（8 am）：678.8 nmol/L↑（118.6～618.0 nmol/L）；血皮质醇（4 pm）：569.8 nmol/L↑（0～276 nmol/L）；血皮质醇（12 pm）：578.2 nmol/L↑（0～276 nmol/L）。

12. ACTH（8am）：＜2.7 pmol/L↓（5.1～18.9 pmol/L）。

13. 24 小时尿游离皮质醇（UFC）：1426.8 nmol/24 h↑（78.6～589.6 nmol/24 h）。

14. 三次 24 小时尿儿茶酚胺（CA）、尿香草扁桃酸（VMA）正常；血浆 3-

甲氧基肾上腺素（MN）及 3- 甲氧基去甲肾上腺素（NMN）水平正常。肝肾功能及甲状腺功能正常。

15. 大、小剂量地塞米松抑制试验结果：

	血皮质醇（nmol/L）	UFC（nmol/24 h）	血 ACTH（pmol/L）	结果
第一天	678.8	1426.8	<2.7	
小剂量	588.7	1586.9	8.5	未抑制
大剂量	582.0	1982.5	6.1	未抑制

16. 影像学检查：① 腰椎 X 线提示骨质疏松；② 腹部 B 超报告右侧肾上腺有占位性病变；③ CT 示右侧肾上腺外侧见一个 2.5 cm×2.0 cm 类圆形软组织密度影，边界清晰，密度均匀，增强后可见明显强化，瘤外肾上腺萎缩；④垂体 MRI 未见异常。

根据上述检查结果，医生在全麻下行右侧肾上腺腺瘤摘除术并送检。术后第一天，每 6 小时 1 次氢化可的松 100 mg，术后第二天起剂量渐减，术后第 7 天改口服泼尼松每日 10 mg 替代治疗，以后逐渐减量。

1 年后复诊，各项指标包括体重都恢复正常。

参考资料

1. 葛均波，徐永健. 内科学. 8 版. 北京：人民卫生出版社，2013.

2. 迟宝荣，周胜华. 内科学. 北京：高等教育出版社，2017.

3. 陈孝平，汪建平. 外科学. 8 版. 北京：人民卫生出版社，2013.

4. 朱大年，王庭槐. 生理学. 8 版. 北京：人民卫生出版社，2013.

5. 邹仲之，李继承. 组织学与胚胎学. 8 版. 北京：人民卫生出版社，2013.

6. 白人驹，徐克. 医学影像学. 7 版. 北京：人民卫生出版社，2013.

PBL 案例学生版

蝴蝶效应

课程名称：机体平衡模块

使用年级：三年级

撰 写 者：陈式仪

审 查 者：PBL 工作组

第一幕

黄老伯，67 岁，郊区农民。这天是周日，黄老伯的儿子、儿媳带着 4 岁的小孙子从城里回到乡下探望父母。见了面，黄老伯儿子发觉父亲比几个月前瘦了许多，人也显得很疲惫。但黄老伯说是因为天气热，干农活比较累才瘦的。下午，黄老伯和儿子一起带孙子到田野里玩，小孙子看着飞舞的蝴蝶很是兴奋，追着蝴蝶跑，黄老伯则在后面跟着孙子跑。跑了没几步，黄老伯就觉得胸口砰砰地跳，憋闷得厉害，喘不过气来，一屁股坐到地上。儿子见状慌忙跑过来，想扶父亲起来，但黄老伯却觉得双腿酸软，怎么也站不起来。

黄老伯的儿子连忙抱起老人回到家中。黄老伯的老伴告诉儿子说，黄老伯这几个月来总是说累，即使没干什么活也觉得累，还吃不下饭，晚上也睡不好。前几天又说眼睛干涩，看东西有点模糊。但黄老伯说都是因为上了年纪，他还嫌麻烦，不去医院看病。休息了一会儿，黄老伯自己感觉心跳、胸闷缓解了些，也不再感觉喘不过气来了，但两腿还是没劲儿，抬不起来。儿子很担心，坚持带老父亲去医院检查。

周日的急诊室里人满为患。接诊的蒋医生询问了病情，一边嘱咐护士给黄老伯接上心电监护和吸氧，一边用听诊器给黄老伯听了胸口、后背和前颈部。医生让黄老伯抬起双腿和胳膊，黄老伯却完全无法抬起双腿，胳膊也只能稍稍抬起。蒋医生对黄老伯儿子说："您父亲现在心率很快，先休息、吸氧，还需要抽血做一些检查和做心电图。"蒋医生开了急查血电解质、肌酸激酶、甲状腺功能和心电图检查。心电图结果：窦性心动过速。血送检不久蒋医生就接到检验科报告危急值的电话，黄老伯的血钾是 1.7 mmol/L。蒋医生马上给黄老伯进行静脉补钾治疗。并告知黄老伯儿子其父亲的血钾非常低，有引起各种心律失常的可能，严重的时候甚至会有生命危险，现在必须马上补钾治疗，并且严密监测病情变化。黄老伯儿子还想再问问清楚，这时蒋医生又被护士叫去查看别的患者，黄老伯儿子揣着心中许多疑惑，只好等蒋医生得空再问了……

不久其他检查结果都出来了。

血电解质：K$^+$ 1.7 mmol/L ↓（正常参考值 3.50 ~ 5.50 mmol/L）

Na$^+$ 139 mmol/L（正常参考值 135.00 ~ 145.00 mmol/L）

Cl$^-$ 103 mmol/L（正常参考值 96.00 ~ 112.00 mmol/L）

肌酸激酶（CK）：24 U/L ↑（正常参考值 3.89 ~ 6.11 U/L）

甲状腺功能：FT$_3$ 9.19 pmol/L ↑（正常参考值 3.10 ~ 6.80 pmol/L）

FT$_4$ 48.70 pmol/L ↑（正常参考值 12.00 ~ 22.00 pmol/L）

TSH 0.02 mIU/L ↓（正常参考值 0.5 ~ 5.0 mIU/L）

第二幕

蒋医生告诉黄老伯的儿子，黄老伯的情况是甲状腺功能亢进症引起的，而且出现了心脏和肌肉的并发症，需要住院进一步治疗。

入院后，接诊的宋医生带着实习医生向黄老伯及家属解释，甲状腺功能亢进症典型的表现是怕热、多汗、饭量增大、消瘦，但在有些老年人身上表现得不明显，称为"淡漠型甲亢"，容易疏忽。阿伯的手脚无力也是甲亢的一个并发症，叫"低钾型周期性麻痹"……正说着话，黄老伯突然又觉得胸口憋闷、气急，宋医生看了心电监护，嘱咐黄老伯放松，叫来护士给黄老伯吸氧，一边对旁边的实习医生说："看来心脏也有并发症，这是心房颤动发作。"吸上氧气，过了 3～4 分钟，黄老伯呼吸没有那么急促了。宋医生跟黄老伯和家人解释，黄老伯的甲亢应该有一段时间了，没有及时发现和治疗，现在出现了一些肌肉和心脏的并发症，刚刚出现了心房颤动短暂发作，需要进一步检查和治疗。同时转身嘱咐实习医生："安排动态心电图、甲状腺超声检查，还有甲状腺自身抗体和 proBNP 检查。"随后护士送来了口服药物，有美托洛尔、甲巯咪唑、氯化钾片。

天色渐暗，黄老伯一家还在紧张焦虑的情绪中没有缓过来，黄老伯儿子坐在床边，看着父亲，想到今早父亲跟小孙子还追着蝴蝶，怎么就发生了这么多事情，心里还有许多疑虑，得找机会再向宋医生问问清楚才行……

参考资料

1.朱大年，王庭槐.生理学.8版.北京：人民卫生出版社，2013.

2.葛均波，徐永健.内科学.8版.北京：人民卫生出版社，2013.

3.中华医学会内分泌学分会《中国甲状腺疾病诊治指南》编写组.中国甲状腺疾病诊治指南 – 甲状腺功能亢进症.中华内科杂志，2007(10)：876–882.

4. Ross DS，Burch HB，Cooper DS，et al. American thyroid association guidelines for diagnosis and management of hyperthyroidism and other causes of thyrotoxicosis . Thyroid, 2016, 26(10): 1343–1421.

5.参考网站：https://www.thyroid.org/professionals/

PBL 案例学生版

冬季里"蒸桑拿"的宝宝

课程名称：机体平衡模块

使用年级：三年级

撰 写 者：王海燕　高分飞

审 查 者：PBL 工作组

汕头大学医学院
ShanTou University Medical College

第一幕

　　武奶奶的儿子和媳妇在外地打工，年初第一个孙子小东出生了。武奶奶安置好自家的家务事就去帮忙。小东 10 个月大了，仍是母乳喂养，也能吃些辅食了。

　　最近媳妇忙生意，给 10 个月大的小东断了母乳，改吃配方牛奶。许是天气降温，加之转换了食物，小东流起了清鼻涕，不时咳嗽几声。半天后小东闹起了肚子，排蛋花样便，量很多，半天排了 10 来次，小便减少，还有点低热。武奶奶觉得小东着凉了，给小东加了一层夹棉衣，又用棉被包得严严实实，开足了屋内的暖气。奶奶照顾小东吃过牛奶后，小东暂时没有再排便，裹得严严实实地睡着了。小东拉了十几次，尿布都没有干净的了，奶奶抓紧时间洗晾尿布。半小时后，奶奶过去看看小东捂汗后退热了没有，却发现被子角盖在了小东脸上，被子里的小东呼吸急促，满头大汗，热没有退，人反而是热腾腾的，两眼直往上翻。奶奶抱起小东就往医院跑，医院离家不远，奶奶冲进急诊室哭求医生救救孩子，说小东的父母出门上班，真出了事怎么向孩子父母交代。急诊医生接过孩子，发现小东被棉被紧紧裹着。大夫一边解包裹给孩子散热，一边批评武奶奶怎能给孩子捂这么紧。

　　体格检查见小东嘴边还有呕吐的牛奶。体温 39℃，呼吸 45 次 / 分，意识模糊、烦躁、大汗淋漓、面色苍白。前囟四陷，眼窝四陷，口唇青紫。听诊心率 140 次 / 分，心音低钝。肠鸣音减弱。

第二幕

医护人员迅速展开抢救，清理婴儿口腔中的残奶，予以低流量鼻饲吸氧，建立静脉通道，生理盐水扩容。查血常规和粪便常规，抽动脉血作血气分析和电解质检测。

血常规检查外周血白细胞计数升高；粪便镜检未见白细胞，轮状病毒阳性。

血气分析结果如下：

1. 酸碱度（pH）：7.12

2. 二氧化碳分压（PCO_2）：66 mmHg

3. 氧分压（PO_2）：58 mmHg

4. 氧饱和度（SO_2）：82%

5. 标准碳酸氢盐（SB）：16.8 mmol/L

6. 实际碳酸氢盐（AB）：18.6 mmol/L

7. 碱剩余（BE）：−8.1 mmol/L

血电解质检测结果如下：

1. $[K^+]$：3.0 mmol/L

2. $[Na^+]$：138.8 mmol/L

3. $[Cl^-]$：100.6 mmol/L

4. $[Ca^{2+}]$：2.1 mmol/L

5. $[Mg^{2+}]$：0.65 mmol/L

医生继续给予小东补液治疗纠正内环境紊乱。医生边紧急处理边安慰武奶奶，告诉她婴儿腹泻容易脱水，皮肤菲薄易吸收热量，过度捂闷有风险，万一衣被遮住口鼻则更加危险。好在发现及时，不然可能就真的酿成大祸了，以后照顾孩子要多注意些。

经过治疗，小东呼吸逐渐平稳，口周青紫消失，排尿正常。再次抽血进行血气及电解质检测，结果显示：pH 7.44，$PaCO_2$ 33 mmHg，PaO_2 95 mmHg，SO_2 98%，AB 23 mmol/L，$[K^+]$ 3.8 mmol/L。小东父母闻讯赶来，孩子已经睁开眼睛四处看，小东妈不禁松了一口气。

参考资料

1. 王庭槐. 生理学. 3 版. 北京：人民卫生出版社，2013.

2. 王建枝，钱睿哲. 病理生理学. 3 版. 北京：人民卫生出版社，2015.

3. 唐朝枢. 病理生理学. 3 版. 北京：北京大学医学出版社，2009.

PBL 案例学生版

潜藏的泡沫

课程名称：机体平衡模块

使用年级：三年级

撰 写 者：彭炎强　吕立强

审 查 者：PBL 工作组

第一幕

　　30 岁出头的吴大明是名电工，平时手脚勤快，很能吃苦。偶尔有个感冒发热他也不在意，扛一扛也就过去了。3 年前，大明得了一次重感冒，发热得厉害，又是鼻塞、流涕，又是头痛、肌肉酸麻的，打不起精神来。只好到市医院的门诊，抽血、开药，治了一个多星期才慢慢好起来。但他尿常规检查发现有尿蛋白，医生叮嘱他说要注意休息，不要太劳累，感冒好了后也要定期复查。

　　大明并没有把医生的话放在心上，这次感冒好了后，身体也没有什么不舒服，他就把定期复查的事情忘到脑后去了。一次偶然机会，他听说有肾病的人，小便里经常会出现很多泡沫，于是就留意了下。他发现自己每次感冒后，小便里真的多了很多泡泡，有时甚至尿色都有点泛红，但两三天后就自动消失了。回想起以前医生的叮嘱，大明心里开始惴惴不安起来。但因为赶工程，大明日夜加班，就没有去医院。这样又过了一个多月，他渐渐感觉体力不支，小便里泡沫更多了。这天早晨起床后，他两只眼皮都肿起来了，大明不敢再耽搁，立马赶到医院。

　　医生对大明的病程及既往病史进行了详尽询问，又给他做了仔细检查。大明体检结果如下：血压 166/96 mmHg。眼睑水肿。双侧扁桃体 II 度肿大，表面充血。双肺呼吸音清，双肺未闻及明显干湿啰音。心率 82 次 / 分，心律齐，各瓣膜区未闻及明显杂音。腹软，无压痛、反跳痛，双肾区无叩击痛，双下肢无水肿。

　　实验室检查发现：

　　（1）尿常规：尿隐血 +++，尿蛋白 +++；肝肾功能：葡萄糖 8.29 mmol/L，白蛋白 42.8 g/L，总胆固醇 8.32 mmol/L，三酰甘油 7.86 mmol/L，肌酐 199 μmol/L。

　　（2）B 超：双肾实质弥漫性改变，请结合临床。

　　（3）胸片：心、肺、膈未见明显异常。

第二幕

医生考虑慢性肾病，将大明收入院做进一步检查。大明入院后查 24 小时尿蛋白定量，结果为 1.54 g。给予硝苯地平控释片降血压、缬沙坦减少尿蛋白、头孢克洛抗感染治疗，行超声引导下肾穿刺活检术。

做完肾活检后，吴大明发现几次尿都是淡红色的，他焦虑地问医生："我的尿液有血了，是不是病重了，肾要坏掉了？"医生向吴大明做了耐心解释："穿刺会导致细微损伤，术后会有尿潜血，甚至肉眼血尿，但很快会消失。"医生嘱咐大明多饮水，同时给他加用静脉止血药。血尿的症状很快消失了。3 天后，肾病理检查结果出来了（图 1）。

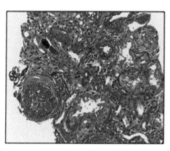
· PAS 染色

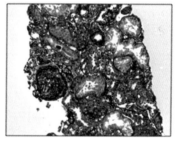
· PASM1 染色

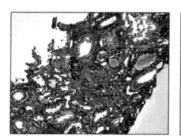
· PASM2 染色

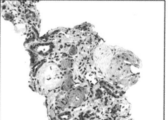
· Masson 染色

图1　肾病理检查结果

报告提示 IgA 肾病，病变特征符合增生硬化型 IgA 肾病［相当于 Lee 分级 V 级；其他病变特征示：6 个肾小球球性硬化（6/7），重度（60%）慢性肾小管 –

间质损伤]。最后确诊为增生硬化型 IgA 肾病。医生给大明制订了治疗方案：小剂量泼尼松联合硫唑嘌呤，同时予硝苯地平控释片、缬沙坦、百令胶囊治疗。

　　医生嘱咐大明要控制饮食，减少钠盐摄入，摄食以鸡蛋、鱼、肉类等优质蛋白为主，同时也要控制蛋白摄入量，需定期返门诊复查尿常规及尿蛋白定量、肾功能检查，并调整激素及免疫抑制剂用药。

参考资料

1. 石玉秀 . 组织学与胚胎学 . 3 版 . 北京：高等教育出版社，2018.

2. 葛均波，徐永健 . 内科学 . 8 版 . 北京：人民卫生出版社，2013.

PBL 案例学生版

泡泡的眼皮

课程名称：机体平衡模块

使用年级：三年级

撰 写 者：彭炎强　吕立强

审 查 者：PBL 工作组

汕头大学医学院
ShanTou University Medical College

第一幕

　　李先生和王女士有一个非常可爱的宝宝——泡泡。泡泡今年6岁，体重20 kg，在夫妇两人的精心照料下，泡泡长得白白胖胖，甚是可爱。2个月前泡泡受凉感冒了，不仅流涕、鼻塞，还发热。泡泡的爸爸妈妈把他带到家附近的诊所，打了退热针，还输了液。折腾了一个星期，泡泡的感冒总算是好了。但宽心的日子没过几天，王女士发现泡泡原本大大的眼睛肿起来了，成了一条缝。不仅如此，泡泡的尿也微微泛红，呈"泡沫尿"样，里面有许多泡泡，且经久不易消散。人也没了精神，给泡泡穿鞋的时候，发现孩子的脚踝也肿了起来。夫妇俩连忙带着泡泡来到了市里的大医院就诊。

　　医生详细询问了泡泡的发病经过与既往病史，并进行了仔细检查。体格检查显示：体温36.5 ℃，血压96/54 mmHg，心率90次/分，呼吸20次/分。神志清，精神疲乏，全身浅表淋巴结未触及肿大，全身皮肤黏膜无黄染，未见瘀点、瘀斑，双眼睑水肿，心、肺、腹无异常，双下肢凹陷性水肿。病理反射未引出。

　　辅助检查：

　　尿常规：潜血+，蛋白++++，24小时尿蛋白定量4.5 g，血浆白蛋白20 g/L，血肌酐80 μmol/L。血脂：总胆固醇8.5 mmol/L，三酰甘油1.5 mmol/L。血常规、粪常规、肝功能未见异常。

　　心脏、腹部彩超：心脏、肝、脾、双肾未见异常。

　　心电图：正常心电图。

　　胸片：心肺膈未见异常。

第二幕

  泡泡被确诊为肾病综合征。医生告诉泡泡的父母："按照目前国际的治疗指南，泡泡的病要先按'微小病变型肾病'进行治疗，使用糖皮质激素治疗 4 周，大多数患儿的疗效是比较好的，如果效果不显著，就需要进一步做肾穿刺取活组织明确病理诊断后再调整方案。"医生也嘱咐泡泡妈，泡泡得的是慢性病，治疗的时间相对较长，要有耐心和心理准备，同时也需要父母配合。用药期间让泡泡多休息，饭菜要少盐，忌吃腌制类含盐量高的食物，严格按时吃药，定期复诊。在嘱咐好饮食及平时的注意事项后，给泡泡制订了口服用药的方案：泼尼松 30 mg qd，呋塞米 20 mg qd。

  经过 1 周的治疗，泡泡的眼皮和小腿的肿胀消退了很多，但孩子的性格却变得有些古怪。泡泡常常发脾气，饭量明显少了，晚上也不能好好睡觉，还乱砸东西，连他以前最喜欢的玩具都砸烂了。泡泡体重增加了 1.5 kg。泡泡爸妈赶紧带着他再次去医院。检查发现，泡泡的血钾 3.2 mmol/L（正常值 3.5 ~ 5.5 mmol/L），血钠 129 mmol/L（正常值 135 ~ 145 mmol/L），血钙 2.01 mmol/L（正常值 2.25 ~ 2.75 mmol/L），肌酐 104 μmol/L（小儿正常值 24.9 ~ 69.7 μmol/L）。

  医生询问后得知，泡泡妈几乎没让泡泡吃任何咸的食物，孩子的饭菜中不加盐。医生考虑泡泡的表现是电解质紊乱和药物副作用的结果。于是给泡泡调整了治疗方案，在减少激素用量的同时，联合应用霉酚酸酯，并加用保钾利尿药，也临时给予了补钾、补钠、补钙等对症处理。在调整好用药方案后，医生再次嘱咐泡泡妈低盐饮食不等于不吃盐，要改变原来的饮食结构。泡泡妈频频点头，表示一定按照医生的嘱咐照顾好孩子。

参考资料

1. 陈灏珠，钟南山，陆冉英 . 内科学 . 8 版 . 北京：人民卫生出版社，2013.

2. 朱大年，王庭槐 . 生理学 . 8 版 . 北京：人民卫生出版社，2013.

3. Judd LL. Adverse consequences of glucocorticoid medication：psychological, cognitive, and behavioral effects. Am J Psychiatry, 2014, 171(10):1045-1051.

神经学模块

案例

PBL 案例学生版

眼皮底下的真相Ⅱ

课程名称：神经学模块

使用年级：三年级

撰 写 者：李　雯

审 查 者：PBL 工作组

汕头大学医学院
ShanTou University Medical College

第一幕

　　季女士，半年前丈夫突发重病离世，悲伤过度下出现视物重影症状，曾就诊于眼科医院，眼科医生建议她到神经内科就诊，但是季女士一直未予重视，眼部症状时好时差，早上起床时稍感好转，到中午过后就逐渐严重。近1周来她着凉后出现咳嗽、咳痰，渐渐地，眼皮下垂，看东西重影的现象也持续存在，要眯着一只眼才能看清楚电视上的字。从今天早上开始，她出现讲话含糊不清、四肢乏力、双手无法上举。晚上上洗手间后无法站起，不得已其儿子呼叫了120救护车，送至医院急诊室。

　　急诊科的牛医生为她进行了简单检查，便为她安排住进神经内科病房。牛医生为她进行了详细的神经系统体格检查，发现：双侧瞳孔等圆等大，直径2.5 mm，对光反射灵敏，双侧眼睑下垂，覆盖眼球5—7点位，双侧眼球向上、下及内视明显受限，外展基本充分，无眼震，双上肢近端肌力2级，远端肌力4级，双下肢近端肌力0级，远端肌力3级，四肢腱反射（＋），病理征（－），深、浅感觉检查无异常。疲劳试验（＋），新斯的明试验（＋）。

　　牛医生向季女士的儿子及姐姐解释了病情：为明确诊断，季女士还需要进一步完善甲状腺功能、血anti-AChR及anti-MUSK抗体、肌电图及重复电刺激、胸部CT等一系列检查。季女士的家人表示理解病情，并愿意配合医生治疗。

　　牛医生给患者启动了泼尼松60 mg qd治疗，由于溴吡斯的明断货，只能让患者去医院隔壁的大药房自行购药。

第二幕

　　住院后 3 天，季女士病情似乎得到控制，复视及肌无力症状有所好转，可以起床在平地行走，但是上洗手间坐在坐便器上后仍无法起身。第 4 天，季女士病情突然恶化，连头都抬不起来，并出现吞咽困难及呼吸困难等症状。神经内科医护团队为其留置了胃管并喂流质饮食，但是心电监护显示血氧饱和度持续下降，神经内科医生请麻醉科医师行紧急气管插管，并立即将其转至重症监护室做进一步治疗。

　　季女士病情加重后，患者家属一度颇有怨言，他们认为患者入院治疗后病情应该是逐渐好转而不是越医越重，而且刚入院的时候医生并没有交代清楚病情可能会加重。幸运的是，经过积极抢救，季女士病情慢慢得到了控制，并顺利脱机转至普通病房。患者家属了解到疾病的预后，知道病情可能反反复复，无法避免，也慢慢接受了现实，心情也慢慢平静下来。

　　病情稳定后季女士顺利出院。医生叮嘱其继续服药，并将注意事项一一写明在出院小结上，要求患者家属签字。

参考资料

1. 吴江，贾建平 . 神经病学 . 3 版 . 北京：人民卫生出版社，2015.

2. http://emedicine.medscape.com/article/1171206-overview

3. https://emedicine.medscape.com/article/1198462-overview

4. https://www.researchgate.net/publication/47676439_Diabetes_mellitus-associated_ocular_motor_nerve_palsies

PBL 案例学生版

喜欢吹空调的 Bell 先生

课程名称：神经学模块

使用年级：三年级

撰 写 者：杨杰华

审 查 者：PBL 工作组

汕头大学医学院
ShanTou University Medical College

第一幕

  Bell 先生是一名 35 岁的公司职员，平素的工作就是朝九晚五在办公室对着电脑。他下班后不爱运动，喜爱美食且食量大，不良的工作和饮食生活习惯导致其体型越来越肥胖。近 1 个月 Bell 先生出现了口干多饮、排尿增多，在家用电子体重计称了一下体重，竟比上个月轻了 2.5 kg，Bell 先生心里还暗自高兴：我这样吃竟然还比之前瘦了，真是吃不胖的身体。Bell 先生还有一个坏习惯就是在夏天的时候喜欢把空调温度调得很低，在公司因为要顾及其他职员，所以只能调到 25 ℃，然而一回到家 Bell 先生就把家里的空调调至 18 ℃。最近公司业务繁忙，老是加班，前晚加完班 12 点回到家后，Bell 先生又把空调调至 18 ℃，倒在床上就睡着了。

  第二天一早醒来，Bell 先生对着镜子洗漱的时候，被镜子里的自己吓了一跳，他发现自己的嘴巴竟然歪到了一边，含漱的时候，口里的水总是不由自主地从右边口角流出，并伴有右耳疼痛。Bell 先生慌了，跟公司请假后马上赶往医院。在路上，Bell 先生还感觉自己的右眼不听使唤地迎风流泪。

  到了医院急诊室，医生给 Bell 先生进行了简单的问诊和体格检查，并进一步行血常规、急诊生化、头颅 CT 检查。结果如下：血常规：WBC 6×10^9/L，Hb 123 g/L，Plt 213×10^9/L。急诊生化：Na^+ 142 mmol/L，K^+ 3.6 mmol/L，Cl^- 110 mmol/L，Glu 16 mmol/L。头颅 CT：平扫未见异常。Bell 先生拿到结果后很焦急地问急诊医生到底是什么病，急诊医生看了结果后，只对 Bell 先生说了一句"要住神经内科"就把他打发走了。

  住进神经内科病房后，医生再次进行了详细的问诊，得知 Bell 先生既往无特殊病史，行神经系统体格检查发现：右额纹稍浅，右眼闭合不全，露白约 3 mm，双侧瞳孔等圆等大，直径约 3.0 mm，对光反射正常。眼球各向运动正常，无眼震。右侧鼻唇沟变浅，示齿时口角左歪，右侧鼓腮漏气，伸舌居中。四肢肌张力正常，肌力 5 级，感觉系统未见异常，腱反射正常，病理征（－）。

第二幕

　　入院后第二天空腹复查急诊生化：Na$^+$ 140 mmol/L，K$^+$ 3.3 mmol/L，Cl$^-$ 112 mmol/L，Glu 10 mmol/L。HbA$_{1c}$ 8%。头颅 MRI：平扫未见明显异常。肌电图提示右侧面神经受损。入院后予小剂量激素、B 族维生素、理疗、控制血糖等治疗。入院后第三天医生检查发现其右外耳道可见淡红色皮疹，部分起疱，而且 Bell 先生还感到右耳好像有声音回响，进食无味，于是医生加用了阿昔洛韦静滴。治疗 1 周后，Bell 先生病情好转，办理出院。医生嘱咐 Bell 先生今后要注意休息、增强体质、避免着凉、控制饮食，定期到神经内科及内分泌科门诊复诊。Bell 先生心想，以后再也不能这样开空调和大吃大喝了。

参考资料

1. 吴江，贾建平. 神经病学 . 3 版 . 北京：人民卫生出版社，2015.

2. 王辰，王建安 . 内科学 . 3 版 . 北京：人民卫生出版社，2015.

PBL 案例学生版

谭大妈的大半生（身）

课程名称：神经学模块

使用年级：三年级

撰 写 者：李　雯

审 查 者：PBL 工作组

汕头大学医学院
ShanTou University Medical College

第一幕

国庆七天长假，在这座百载商埠的小城里，人，仿佛一夜之间破土而出的小草，密密麻麻遍布满街。

然而，这座无假日医院，虽说不见平时的长龙大摆，却也没有一丝假日的悠闲轻松。长假第二天，值班的霍医生忙碌完一个上午，正准备把早已凉了的午餐盒热一下，电话又响了：急诊会诊，怀疑脑梗死患者。霍医生马上放下餐盒，来到急诊大厅。

急诊大厅的平车上躺着一位来自50千米外的农村的谭大妈，谭大妈听完霍医生自我介绍是住院部神经内科的医生，赶忙和医生说自己没什么大碍，不用住院，带点药回家吃就好。话语未落，就被在旁的儿子打断了："医生，别听她的，我们要住院。"女儿则垂泪道："医生，我妈辛苦了大半生，终于有好日子过，快救救我妈！"

原来，谭大妈的子女们趁着国庆假期回家看望半年没见的独居的妈妈，发现妈妈行走不如之前灵活，讲话也不流利后，十分着急，赶紧把她送来医院，来到医院却又不懂得挂号该挂什么科，就直接来到了急诊。

霍医生详细地询问了谭大妈的情况，原来，谭大妈5天前早上起床，就发现自己"感冒"了，浑身乏力，搽了家里的药油，找了当地"赤脚医生"看，喝了几包中药也不见好。谭大妈想自己来医院看，又担心人生地不熟被欺骗；想打电话跟子女们说，又怕影响他们上班，所以就拖着。

医生为谭大妈进行了神经系统体格检查，发现谭大妈不仅有肢体乏力的体征，而且语言表达也受限，主要是部分词语的表达不能，但理解和执行指令都是正常的；谭大妈的口唇稍向左侧歪斜，右侧肢体肌力较对侧差，感觉检查发现右侧肢体的痛觉减退。

第二幕

霍医生耐心地跟谭大妈解释了住院检查治疗的必要性，谭大妈最终听从医生建议，办理住院手续。三天后，各项检查结果显示，谭大妈脑梗死病灶不大，头颅 MRI 显示梗死部位是左侧大脑中动脉供血区。

10 月 7 日，谭大妈的子女假期结束，谭大妈的病情也逐渐好转，医生便为谭大妈办理了出院手续，叮嘱她回家后一定要按时服药。

出院后谭大妈症状继续好转，3 个月后，她便自作主张地停药了。停药后谭大妈再次出现肢体无力，跌倒在家，很快就昏迷不醒，邻居把她送到了当地医院，当地医院判断病情危重，建议转上级医院治疗。经检查，谭大妈的脑梗死病灶较前明显扩大，考虑大面积脑梗死，经过积极抢救后谭大妈保住了性命，意识也慢慢转为清醒，但再也不能与人对答，右侧肢体也完全瘫痪了，从此卧床不起，生活完全依赖他人照顾。

参考资料

1. James D. High-Yield Neuroanatomy. 4th ed. Philadelphia: Lippincott Williams & Wilkins, 2009.

2. Biller J, Masdeu JC, Brazis PW. Localization in Clinical Neurology. Philadelphia: Lippincott Williams & Wilkins, 2011.

3. The Whole Brain Atlas, Harvard University. http://www.med.harvard.edu/AANLIB/home.html

4. http://emedicine.medscape.com/article/1948665-overview

PBL 案例学生版

爱打羽毛球的高先生

课程名称：神经学模块

使用年级：三年级

撰 写 者：李 雯

审 查 者：PBL 工作组

第一幕

高先生为某上市公司高管，平日应酬多，少不了抽烟和喝酒，其妻子经常劝他戒烟戒酒，怕伤了肝。但高先生总是无奈地说："人在江湖，身不由己啊！我坚持锻炼，每周打一次羽毛球，进行一次健身，保持良好的体型，也只能这样了！"

周三傍晚6点多，高先生出差归来，顾不上休息，就直奔羽毛球馆，要和老友们大杀一场。第一局，高先生以21∶17的比分干脆利落地拿下。高先生骄傲地说："医生告诉我，打羽毛球对颈椎病有帮助，你看我们这些整天伏案工作的，就是要多打羽毛球。"

第二局开打没多久，高先生就觉得右手十分笨拙，握在右手的球拍不受控制地掉在了地板上，高先生站立不稳，瘫坐在地。高先生的球友们赶紧围过来，帮他搽活络油、按摩肌肉、嘘寒问暖，问要不要送他去医院。过了10来分钟，高先生甩了甩胳膊，感觉基本恢复正常了，他不想大家担心，就打车回家了。回到家中，他轻描淡写地对妻子说："我今天可能太累了，今晚打球的时候不知怎么了，右手麻麻的，有一阵动不了，所以没有开车回来，明天再去开。"高太太也没有把先生的话放在心上，只觉得先生需要休息。高先生在太太的劝说下破天荒地11点就上床睡觉了。

第二天早上7点，高太太发现通常6点半就起床的高先生还在自己身边，赶紧摇了摇他，发现他一句话也讲不出来，想扶他坐起来，怎知高先生右边肢体完全动不了了。高太太害怕极了，赶紧拨打了120急救电话。

第二幕

救护车很快抵达，医生赶紧为高先生进行简单的检查，发现高先生理解能力尚可，但是表达困难，血压高达 175/105 mmHg。高太太很紧张，因为先生的血压从未这么高过。

7:20，救护车抵达医院。高太太稍稍镇定下来，回想起先生昨晚回家所说的那些"不正常"的行为，赶紧告诉了急诊朱大夫，并告知其先生 2 个月前单位体检发现血糖及血脂偏高，正在积极进行体育锻炼，打算 1 个月后去医院复查。朱大夫为高先生进行了神经系统检查，高先生能用单字表达"是""否"，查体基本合作，颈软无抵抗，右侧鼻唇沟浅，伸舌右歪，右侧肢体肌张力降低，右侧肢体肌力 1 级，右侧肱二头肌反射（+），右侧膝反射（++），病理征未引出。朱大夫向高太太解释，高先生可能"中风"了，赶紧安排护士为其抽血，急查血常规、血生化及止凝血功能，查了心电图，并安排头颅 CT 检查。

8:00，各项检查结果回报，头颅 CT 未见出血病灶。朱大夫告知高太太，高先生可能患缺血性脑梗死，需要请神经内科医生来会诊。高太太一听到"脑梗死"三个字，想起自己妈妈当年就是脑梗死，溶栓治疗后恢复得很好，马上说："医生，我们要求马上进行溶栓，溶栓效果好！"神经内科陈医生很快到达急诊，他对高太太说："溶栓确实是脑梗死有效的治疗方案之一，但是，您先生已经错过溶栓的时间窗了，没有溶栓的适应证，因为他可能是半夜某个时间起病的，起病的时间不确切，我们会马上给他安排床位，为他进行其他合理的处理。"

入院后，陈医生马上给高先生进行抗血小板聚集（拜阿司匹林）、降脂（阿托伐他汀）等治疗。

3 天后，朱医生照常来到病房查房，并将检查结果告知高先生及其家人："颅脑磁共振显示左侧大脑中动脉供血区血管堵塞了，颈部血管彩超显示左侧颈内动脉狭窄，高先生今后要控制好血糖和血脂，不能再吸烟喝酒了，以后要长期吃药预防。这个病康复的路很长，可能需要数月甚至数年的时间，我们会一步步教你康复的方法，不要着急。"高先生在医院治疗 10 天后出院。

1 个月后，高先生来到医院复诊，他只能说出简单的两个字的词语，右侧肢体肌力恢复到 3 级，但是日常生活还是不能自理，家人请了专门的陪护照料。

这场病，彻底改变了高先生的人生轨迹。

参考资料

1. 中华医学会神经病学分会，中华医学会神经病学分会脑血管病学组. 中国急性缺血性脑卒中诊治指南（2018）. 中华神经科杂志， 2018,51(9)：666-682.

2. 吴江，贾建平. 神经病学.3 版. 北京：人民卫生出版社，2015.

3. Guidelines for Prevention of Stroke in Patients with Stroke and Transient Ischemic Attack(2014).

4. https://emedicine.medscape.com/article/1916852-overview#a5

5. http://misc.medscape.com/pi/android/medscapeapp/html/A794281-business.html

PBL 案例学生版

王美丽的舞蹈

课程名称：神经学模块

使用年级：三年级

撰 写 者：魏丽玲

审 查 者：PBL 工作组

汕头大学医学院
ShanTou University Medical College

第一幕

　　王美丽，大四学生，从 6 岁起学习舞蹈，非常热爱这项活动。王美丽报名参加了迎新晚会，想要表演独舞。她白天上课，晚上练舞，由于睡眠不足，病倒了。体温 37.2 ℃，伴寒战，咽喉痛，全身乏力。她以为自己感冒了，自行口服百服宁和抗病毒口服液。次日早晨起床时，自觉症状没有缓解。她没有当回事，白天照常上课，晚上拖着疲倦的身体继续训练。训练过程中，她觉得右手不听使唤地抽动，几分钟后缓解。过了一会儿，又开始抽动，从手指开始，逐渐向上发展，直到整个右上肢不断地抽动，大约 3 分钟后停止。之后感觉右手无力，怎样都举不起来，大约半小时后症状仍未改善。王美丽感到伤心失望，担心自己再也不能跳舞了。同学赶紧把她送到市医院。

　　急诊医生详细询问王美丽的既往史及此次发病的经过，得知她 15 岁时曾患视神经炎，右侧视力仅剩 4.6。体格检查显示，体温 37.3 ℃，血压 120/75 mmHg，心率 100 次 / 分，呼吸 26 次 / 分。神志清醒，构音清晰，对答切题，扁桃体Ⅰ度肿大，双肺呼吸音清，未闻及干湿啰音。右上肢肌力 2 级，病理征阴性，颈抵抗，颏距胸 3 横指，克尼格征阳性。辅助检查：血常规：白细胞 9.0×10^9/L，中性粒细胞比例（NE%）60.00%，红细胞 4.6×10^9/L，血红蛋白（HGB）130 g/L，血小板（Plt）180×10^9/L。X 线胸片无异常。脑电图提示轻至中度不正常，左额区可见数个棘波和棘慢波。头颅 CT 无异常。医生把王美丽收到神经内科住院了。

第二幕

　　住院第二天，王美丽睡醒，发现自己右上肢完全能够活动了。医生担心美丽的头颅和脊髓有问题，做了头颅和颈段脊髓磁共振检查，结果提示左侧额叶可疑长 T1 长 T2 信号，颈段脊髓无异常信号。身为中医师的妈妈也从上海赶到医院，焦虑的妈妈不断询问医生"美丽是否患视神经脊髓炎？"医师耐心地与妈妈沟通，分析可能的病因，并建议行腰椎穿刺术。脑脊液结果：压力 130 mmH$_2$O，无色，清亮，细胞 10×10^6/L，糖 3.40 mmol/L，氯化物 120.0 mmol/L，蛋白 0.60 g/L，免疫球蛋白定量正常，寡克隆带阴性。医生考虑继发性癫痫、病毒性脑膜炎，积极应用更昔洛韦、卡马西平等药物治疗 1 周后，美丽的病情逐渐好转，体温正常，咽喉痛消失，无肢体抽动，颈抵抗消失，克尼格征阴性。3 周后复查脑脊液正常，美丽终于可以出院了。医生交代她继续服用卡马西平等药物，密切观察可能的副作用，定期随诊。王美丽的脸上露出笑容，内心又想着她热爱的舞蹈了。

参考资料

吴江，贾建平 . 神经病学 . 3 版 . 北京：人民卫生出版社，2015.

PBL 案例学生版

谁是中枢神经系统入侵者

课程名称：神经学模块

使用年级：三年级

撰　写　者：魏丽玲　曾　琼

审　查　者：PBL 工作组

汕头大学医学院
ShanTou University Medical College

第一幕

　　张阿姨，52岁，养鸡专业户，与老伴承包数亩山地养殖走地鸡。近期养殖场新进了一批鸡苗，张阿姨自然也比平时忙碌了许多。张阿姨平时身体就不太好，三天两头感冒不适，还有十多年关节疼痛，自认为是风湿性关节炎，服用当地诊所的"药散"后疼痛倒是减轻了不少，但身体却渐渐虚胖。十多天前张阿姨自觉上火，头痛，口干舌燥，容易疲劳，有点咳嗽，就去药店买了些感冒药，吃药后不仅症状没有缓解，整个头胀痛得厉害，还呕吐了一次，胃口也差。张阿姨怀疑老伴买的是假药，坚持不再吃西药了，让老伴去抓了几服中药。张阿姨虽说生病，仍坚持照顾鸡苗，人越来越疲劳，吃中药后还呕吐。老伴很担心，叫来当地诊所医生。医生检查：体温37.8 ℃，血压160/95 mmHg。说输点抗炎药，就在家中输液。但10天过去了，张阿姨感觉头痛越来越重，脖子酸痛，晚上痛得睡不着觉，反反复复地发热，有时还头晕，视物模糊，全身无力。当地医师见状建议住院治疗。

　　入院后，神经科接诊医生详细询问病情并进行神经系统体格检查：神志清，精神疲倦，言语清晰，对答切题，记忆力、定向力、计算力无异常，双瞳孔等大等圆，直径约2.5 mm，对光反射存在，双眼球活动正常，无眼震，面纹对称，伸舌居中，悬雍垂居中，咽反射存在，颈抵抗，双侧克尼格征（＋），四肢肌力5级，肌张力正常，双侧病理征（－），共济运动及感觉系统未见异常。

第二幕

入院后，主管医师建议张阿姨进行一系列相关的检查。张阿姨强烈拒绝腰椎穿刺，说："不行不行，腰穿是要抽骨髓啊？这么危险，做了后对腰肯定不好的，不能做。"经主管医师再三耐心地向张阿姨和家属解释腰椎穿刺检查的重要性、操作过程和检查项目等，张阿姨才消除顾虑，同意检查。

检查结果

检查项目	结果
脑电图	轻－中度不正常脑电图，慢波及慢活动
腰椎穿刺检查	脑脊液压力 240 mmH$_2$O CSF 常规：颜色，极淡黄，潘氏试验（+++），有核细胞数 240×10^6/L，单个核细胞 96% CSF 生化：蛋白质 1.89 g/L，氯 107.70 mmol/L，脑脊液葡萄糖 2.46 mmol/L 脑脊液免疫生化：脑脊液 IgG 23.60 mg/dl，脑脊液 IgA 4.84 mg/dl 新型隐球菌涂片检查：未见 结核分枝杆菌涂片：未见 脑脊液培养：阴性
PPD 试验	++
血结核抗体	+
单纯疱疹病毒Ⅰ、单纯疱疹病毒Ⅱ IgM	阴性
头颅 MRI	FLARI 相双侧额部部分脑沟稍模糊，性质待定，未排除感染，建议增强检查

胸部 CT	双肺上叶及双肺下叶背侧多发条索、斑点、粟粒状密影及钙化灶，考虑结核（纤维增殖钙化灶为主）
痰抗酸杆菌涂片	阴性
眼底检查	视盘水肿

结合患者检查结果，主管医师取得患者及家属的知情同意后启用联合抗结核治疗。降颅压及抗结核治疗 2 周后，张阿姨自觉好多了，头痛、肢体乏力症状改善，但食欲仍差，同时出现全身皮肤和巩膜轻度黄染，伴恶心、呕吐。张阿姨病情恶化后颇有怨言，她认为自己入院后花了钱，每天要吃一把的药片，原先的病还没治好，却反而医出新的病来。主管医师耐心向她解释病情和药物的不良反应，并积极采取对应治疗措施和调整治疗方案。张阿姨病情很快得到改善，黄染和消化道症状好转，心情也慢慢平复并配合治疗。

治疗近 1 个月后，张阿姨自我感觉良好，主管医师评估病情稳定，决定让患者带口服抗结核药物出院。张阿姨听闻很高兴，拉着主管医师的手说："医生啊，谢谢啊，我现在病全都好了，以后就不用再吃药了吧？"医师再次向患者和家属详细交代抗结核的疗程、出院后继续药物治疗的注意事项、随诊的时间安排及定期复查项目。

参考资料

1.吴江，贾建平.神经病学.3 版.北京：人民卫生出版社，2015.

2.杨宝峰，苏定冯.药理学.北京：人民卫生出版社，2013.

PBL 案例学生版

我们的团长

课程名称：神经学模块

使用年级：三年级

撰 写 者：庄伟端

审 查 者：PBL 工作组

汕头大学医学院
ShanTou University Medical College

第一幕

　　2006 年春节长假期间，忙碌了一整天的郑教授接诊了今天最后一位患者——画家李金海。据患者自述，他 2005 年初开始出现右手抖动，无法继续作画。同时他感到右肩部酸痛，右手乏力，不听使唤，在市区一家医院进行了康复治疗。下半年出现行走困难，但他觉得是长期劳累引起的。此外，他还提到平时睡眠经常出现踢腿、说话、呼喊等现象。

　　经过仔细的体格检查，患者血压 125/75 mmHg，心率 70 次 / 分，神志清醒，对答切题，语调低，简易智力状态检查（MMSE）评分 29 分。双侧瞳孔等圆等大，直径约 2.5 mm，对光存在，双眼球居中，眼球运动正常，鼻唇沟对称，伸舌居中，颈无抵抗，四肢肌力 5 级，右侧肢体肌张力齿轮样增高，左侧肢体肌张力正常，右侧肢体动作缓慢，四肢腱反射（＋＋），双侧病理征（－），感觉、共济运动未见异常，走路时右上肢联带动作减少，右下肢拖曳。

　　辅助检查结果：血常规、血液生化均正常，头颅 MRI 未见异常。经过多巴丝肼（美多芭）治疗 4 周后，团长颤抖的手好多了，又开始画画，他的脸上露出开心的笑容。

第二幕

李全海早年当兵，退伍前是某部团长。2011 年，团长的老伴生病去世，孩子在外地工作，自己独居，妹妹偶尔在周末看望他。从 2013 年开始，妹妹发现他记忆力减退，以近记忆力减退为主，如在家找不到自己放置的东西，忘记亲戚朋友的名字；做家务时基本不受影响，但炒菜时经常忘记放盐，为此苦恼。有时情绪低落，夜间睡眠差，经常早醒。近半年，团长走路困难，需要他人帮助，并出现记忆力减退加重，常反复诉说一件事情或询问一个问题，记不住自己家的电话号码，有一次外出迷路后，被限制不能到离家较远地方活动。此后，他的性格变得孤僻，易激动，无明显的错觉、幻觉，饮食正常，大便秘结。1个月前在市区医院住院检查治疗，说话语音单一，肢体抖动及僵硬症状加重，MMSE 评分 18 分，CDR 评定 1 分，血液生化检查未见异常，脑脊液中 Aβ 减低，tau 蛋白增高；头颅 MRI 示脑萎缩，内侧颞叶和海马萎缩明显，脑室轻度扩大，脑沟和脑池轻度增宽。医生向家属讲述照料的基本常识，给予安理申药物治疗，并将"黄手环"交给家属，嘱定期随诊。

参考资料

1. 吴江，贾建平. 神经病学.3 版. 北京：人民卫生出版社，2015.

2. 贾建平，陈生弟. 神经病学.8 版. 北京：人民卫生出版社，2018.

3. Rowland LP, Pedley TA. Merritt's neurology.12th ed. New York: Lippincott William & Wilkins,2009.

4. Ropper AH, Samuels MA, Klein JP. Adams and Victor' principles of neurology. 10th ed. New York: McGraw−Hill,2004.

5. Hauser SL, Josephson SA. Harrison's neurology in clinical medicine. 3rd ed. New York: McGraw−Hill, 2013:333−356.

6. Watts RL, Standaert DG, Obeso JA. Movement disorders: neurologic principles & practice. 3rd ed. New York: McGraw−Hill, 2011.

7. Fahn S, Jankovic J, Hallet M. Principles and practice of movement disorders. 2nd ed. Philadelphia: Elsevier, 2011:66−240.

PBL 案例学生版

倒下的顶梁柱

课程名称：神经学模块

使用年级：三年级

撰 写 者：刘潇强

审 查 者：PBL 工作组

汕头大学医学院
ShanTou University Medical College

第一幕

　　50 岁的王先生工作事务繁忙，经常早出晚归，且每日饮食无规律，应酬喝酒不暇。王太太为此经常叨唠这位家里的顶梁柱，让他多注意身体，尽管王先生不以为然。今日王先生晨起洗漱时觉得右手不稳，牙刷掉了几次，走路时右脚没站稳，还差点摔了一跤，他心想难道是昨晚喝太多了现在还有点宿醉？王先生一边自言自语一边收拾东西上班去了。10 分钟后，王太太接到电话说王先生在楼下晕倒了。救护车到来后，邻居陈先生对医生描述，今早他跟王先生一起出门上班，王先生对他说自己的右手右脚不受控制地在抽动，几十秒后王先生突然大叫一声后倒下，手脚不停地抽动，还翻白眼和口吐泡沫，小便也失禁了。送医院途中，王先生慢慢醒了，对自己刚才发生了什么事一无所知。询问病史时，王先生回忆起最近 6 个月自己咳嗽比较明显，没有明显咳痰，自以为是吸烟过多引起的，没有理会；3 个月前开始觉得头部胀痛，头痛剧烈的时候还伴有呕吐，觉得自己身强力壮就没有去医院检查；最近 1 个月感觉看东西也有点模糊，以为是老花眼了，正准备抽空去检查一下视力。急诊科医师给王先生做了详细的体格检查和相关辅助检查。

　　体格检查：体温 36.8 ℃，血压 110/82 mmHg，心率 110 次 / 分，呼吸 16 次 / 分。心肺腹查体无特殊。神经系统查体：神志清，精神疲倦，对答切题，查体合作，认知、记忆、计算力正常。额纹、眼裂对称，双瞳孔等圆等大，直径约 3 mm，对光反射灵敏，双侧视盘水肿，右侧鼻唇沟较左侧稍浅，伸舌右偏。颈无抵抗，颏胸距 2 横指，双侧克尼格征阴性。左侧肢体肌力 5 级，右侧肢体肌力 4 级，四肢肌张力正常，四肢腱反射正常，右侧巴宾斯基征阳性，感觉系统及共济失调检查无异常。

　　辅助检查：血常规、电解质、凝血功能正常；心电图：窦性心动过速（110次 / 分）；脑电图：弥漫性慢波慢活动，左侧顶叶可见局灶性棘慢综合波；头颅 MRI 结果如图。

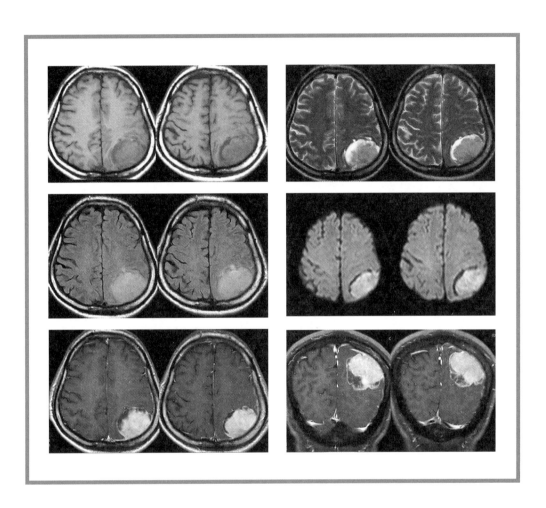

第二幕

　　神经科张医师会诊后告知王先生，早上出现的一过性意识不清伴有肢体抽搐的症状应该是"癫痫样发作"，而导致王先生癫痫发作的罪魁祸首就是 MRI 显示的左侧顶叶的占位性病变，王先生将首先接受胸部增强 CT、肿瘤标志物等检查，必要时还需行 PET-CT。

　　王先生怀着忐忑的心情等待着相关检查进一步确诊。张医生还为王先生制订了初步的治疗方案，包括甘露醇、地塞米松和卡马西平等药物。胸部 CT 提示慢性支气管炎、轻度肺气肿。其他重要脏器的检查也没有发现肿瘤的征象。住院第三天，张医生发现王先生的尿量较前两日明显减少了，肾功能检查提示王先生的尿素氮、肌酐都较前明显升高，张医生马上对王先生的治疗方案进行调整，逐渐好转的检查指标让王先生夫妇和张医生都松了一口气。

　　经过 1 周的术前准备，王先生接受了神经导航辅助下颅内肿瘤切除手术，组织形态学＋免疫组化提示为胶质母细胞瘤，WHO 分级Ⅳ级。术后 72 小时复查头颅 MRI 提示病灶基本切除，手术效果满意。手术后 2 周，王先生遗留右侧肢体肌力 4 级、腱反射亢进、病理征（＋），其他方面恢复良好。张医生为王先生安排了 3D-CRT 技术肿瘤局部放疗＋同步化疗。恶心呕吐等副作用让王先生苦不堪言，加上对肿瘤复发的担忧，王先生整个人都垮掉了。面对身心俱疲的丈夫，坚强的王太太用实际行动鼓励王先生树立起战胜疾病的信心。

　　经过系统的综合治疗，王先生终于康复出院，张医生为王先生制订了详细的随访计划并鼓励他积极进行康复锻炼。"虽然不知道肿瘤什么时候会复发，但家人的支持给了我希望，作为家里的顶梁柱，我不会自暴自弃的。"王先生充满信心地说。"记得以后不能再进行你最喜欢的自驾游和游泳啦。"张医生再次对王先生强调道。

参考资料

1. 赵玉沛，陈孝平. 外科学. 3 版. 北京：人民卫生出版社，2015.

2.《中国中枢神经系统胶质瘤诊断与治疗指南》编写组. 中国中枢神经系统胶质瘤诊断与治疗指南 (2015). 中华医学杂志，2016，96(07)：485−509.

PBL案例学生版

安全帽脱落的灾难

课程名称：神经学模块

使用年级：三年级

撰　写　者：刘　斌

审　查　者：PBL工作组

汕头大学医学院
ShanTou University Medical College

第一幕

　　马小虎，男，19 岁，农民工。今年 7 月小虎高中毕业后，随同乡来到建筑工地打工。小虎既往身体健康，但有一不良习惯——做事马虎，如上学时常常忘带书本。在正式进入施工现场前，建筑工程队曾对其进行劳动技能和现场安全教育培训，如劳动防护用品的使用等，尤其是安全帽的佩戴。培训过程中小虎未认真参与。据护送小虎去医院就医的工友讲述：约 2 小时前，高处坠落的木质建筑模板击中了戴安全帽的小虎的头部，致使安全帽脱落（安全帽的帽带未系牢固），后又被坠落砖块击中右颞顶部，小虎当即倒地，左额颞着地（砂土地面），神志不清，右侧外耳道少量鲜血流出，伤后 10 分钟左右清醒，但自己无法回忆受伤过程，再次陷入昏迷。送医院途中曾反复呕吐，到医院急诊室医生检查发现：嗜睡，格拉斯哥昏迷计分（GCS）14 分，双侧瞳孔等大等圆，直径 2.5 mm，对光反射灵敏。右颞顶头皮肿胀，左侧肢体肌力 4 级，左侧病理征阳性。急诊头部 CT 检查提示：右侧颞顶颅内血肿，中线结构左移，左额颞叶脑挫伤，颅骨骨折。

第二幕

　　患者被要求急诊住院行手术治疗，立即准备右侧开颅清除颅内血肿，术中见颅内压高，硬膜外血肿量约 50 ml，清除血肿后颅内压下降，骨窗处组织凹陷（因硬膜外血肿压迫），近颅底活动性出血，电灼出血的血管而止血。然后剪开硬脑膜探查硬膜下腔无出血和挫伤。进行上述手术操作期间，凹陷的脑组织渐渐复位，且出现脑组织向外膨出的倾向，止血满意后，随即关颅。手术结束后查看右侧瞳孔直径 2.5 mm，左侧瞳孔直径 5.0 mm，对光反射均消失。马上急查颅脑 CT，结果提示：① 右侧颞顶开颅术后改变；② 左侧额颞脑挫伤，硬膜下血肿；③ 脑肿胀，左侧明显，中线结构右移；④ 脑疝形成。立即再入手术室，行左侧额颞开颅血肿清除术和去大骨瓣减压术，术毕左侧瞳孔回缩，直径 2.5 mm，对光反射消失。带气管插管返回病房，术后患者生命体征稳定，呈昏迷状。

参考资料

1. 赵玉沛，陈孝平. 外科学. 3 版. 北京：人民卫生出版社，2015.

2. 江基尧. 颅脑创伤诊断与治疗——临床实践与思考. 北京：人民卫生出版社，2014.

3. 刘佰运. 实用颅脑创伤学. 北京：人民卫生出版社，2016.

4. 同济大学上海市第十人民医院神经外科第四版重型颅脑损伤救治指南翻译组. 重型颅脑损伤救治指南第四版. 中华神经创伤外科电子杂志，2016，2（5）：S1-S96.

肌肉与骨骼模块
案例

PBL 案例学生版

出租车司机的烦恼

课程名称：肌肉与骨骼模块

使用年级：三年级

撰 写 者：胡 军 赵 迪

审 查 者：PBL 工作组

汕头大学医学院
ShanTou University Medical College

第一幕

　　李先生，58岁，出租车司机，平常每日需开车10～12小时。自诉5年前在用力关车门时感觉"闪到腰部"，突然出现腰部疼痛，当时只有腰部疼痛，没有下肢放射及麻木、乏力等情况；初始疼痛不是很明显，回家休息后，发现腰痛逐渐加重，难以起床。然后到附近社区医院就诊，医生给他拍腰椎正侧位片，显示腰椎退行性变。医生告诉他是"腰椎间盘突出症"，给他吃了"布洛芬缓释胶囊"，外搽药酒。在家吃药及卧床休息3天后，腰痛明显好转，1周左右即恢复正常工作。

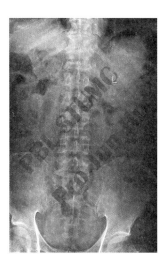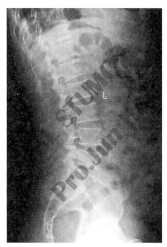

　　20天前，没有诱因下出现腰痛并伴有左下肢麻木、疼痛，再次到原社区医院，诊断为"坐骨神经痛"，再次予上次药物口服及外搽药酒，加上在家静养。半个多月过去了，症状不见好转，疼痛以坐位及夜间为甚，咳嗽时加重。腰部疼痛及下肢麻木给李先生的日常生活及工作带来了极大的不便，李先生担心脊柱有严重疾病，决定到大医院进一步诊治。

第二幕

　　李先生来到医院门诊，门诊医生给他做了详细的专科检查：脊柱外观未见明显畸形，生理曲度存在，腰 4、5 棘突及左侧棘突旁压痛、叩击痛，并有左下肢放射痛，左侧臀部无压痛，无放射痛，左踇指背伸肌肌力 4 级，左小腿外侧、左足背皮肤感觉迟钝；直腿抬高试验：左侧 10° 阳性，加强试验阳性，右侧 80° 阴性，加强试验阴性；双下肢腱反射对称存在，病理征未引出；发病后胃纳可，夜寐欠佳，二便可。建议李先生行腰椎 MRI 及 X 线腰椎正侧位、过伸过屈位片检查，第二天拿到腰椎 MRI 检查结果。门诊医生建议住院治疗，李先生住院进行保守治疗 7 天，症状稍有好转，第 8 天起床时腰部疼痛再次加剧、下肢麻木加重，同时出现了排尿困难以及肛周麻木。

　　鉴于上述情况，科室组织了病例讨论后建议为李先生立即手术治疗，在患者及家属同意手术后，行经后路腰椎间盘摘除椎间融合钉棒内固定术。术后予以营养神经、中药内服、功能锻炼等。手术治疗 2 周后出院，腰痛及下肢痛症状消失，但遗留少许第 2、3 踇骨背侧麻木，不影响日常生活。

　　出院后随访 2 年，李先生能一直坚持按照出院时医生、护士指导的方法进行日常保健及锻炼，述左足部麻木症状于术后半年恢复正常，未再出现腰腿痛及下肢麻木现象，每日能正常工作和生活。

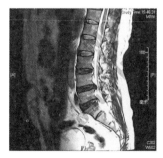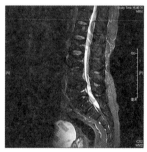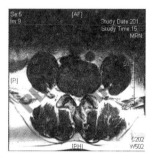

术前 MRI 资料

参考资料

1.陈孝平，汪建平，赵继宗.外科学.9版.北京：人民卫生出版社，2018.

2.胥少汀，葛宝丰，徐印坎.实用骨科学.3版.北京：人民军医出版社，2005.

3.参考网站：https://www.uptodate.com/contents/search?search=lumbar%20disc%20herniation&sp=0&source=USER_INPUT&searchOffset=1&autoComplete=false&language=zh-Hans&max=10&index=&autoCompleteTerm=

PBL 案例学生版

困扰李先生的
疼痛的膝关节

课程名称：肌肉与骨骼模块

使用年级：三年级

撰 写 者：胡　军

审 查 者：PBL 工作组

汕头大学医学院
ShanTou University Medical College

第一幕

　　李先生，70 岁，退休前是一名高中老师。10 年前李先生感觉自己双膝关节酸痛，时好时坏，有时候休息一下就缓解了。但最近 3 年，双侧膝关节疼痛逐渐加重，发展到站立及行走受到限制。原来每天步行 1 小时，现在只能走 20 分钟。期间曾到社区医院看病，经医生询问病史，李先生诉除双侧膝关节疼痛外，右腕及右手多个关节也有疼痛，医生给李先生拍了双侧膝关节的 X 线片，发现双侧膝关节有严重的退行性改变，当时医生建议理疗及口服非甾体类抗炎药。治疗一段时间疼痛症状有所缓解。近半年，双膝关节疼痛逐渐加重，严重影响到日常生活，不能散步及上下楼。李先生还发现自己双侧膝关节已经变形，出现了 O 型腿。医生给患者检查了与关节症状有关的血液检查，让他转诊到上级医院就诊。

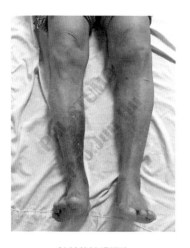

膝关节外观照片

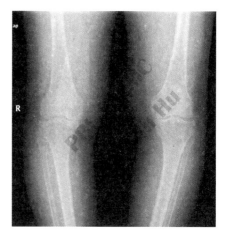

X 线片

第二幕

李先生到本市一家三甲医院骨科就诊。医生详细了解了李先生年轻时双膝关节的状况、职业工作习惯、饮食及生活习惯，并给李先生进行了详细的体格检查：体重 75 kg，身高 168 cm。发现双侧膝关节严重内翻畸形，没有红肿现象。双侧膝内侧间隙压痛，膝关节不能完全伸直，双侧膝关节研磨试验阳性，双侧浮髌征阴性。

李先生双侧膝关节站立位 X 线检查提示双侧膝关节严重退变，内侧间隙消失，髌股间隙消失，骨赘增生明显，双侧胫骨内侧一定程度骨缺损；类风湿因子正常；CRP、ESR 不高。医生对李先生初步诊断为双侧膝关节骨关节炎，并建议李先生住院手术治疗。

李先生听从了医生的建议，住院并接受了双侧人工全膝关节表面置换术，术后第二天就可以离床下地站立及行走，常规预防深静脉栓塞（DVT），常规复查双侧膝关节 X 线片（如下图）。

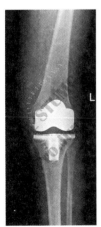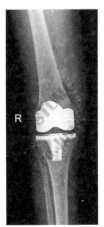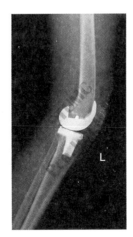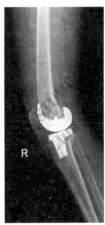

术后 X 线片

李先生术后 1 个月来到医院复查，可以不借助助行器行走，也可以上下楼。李先生自诉术后疼痛彻底缓解，双腿变直了，O 型腿不见了，双下肢也不肿胀了。

参考资料

1.陈孝平，汪建平，赵继宗.外科学.9版.北京：人民卫生出版社，2018.

2.胥少汀，葛宝丰，徐印坎.实用骨科学.3版，北京：人民军医出版社，2005.

3. 参考网站：https://www.uptodate.com/contents/search?search=knee%20osteoarthritis&sp=0&source=USER_INPUT&searchOffset=1&autoComplete=false&language=zh−Hans&max=10&index=&autoCompleteTerm=

PBL 案例学生版

骑摩托车玩微信
酿成的苦果

课程名称：肌肉与骨骼模块

使用年级：三年级

撰 写 者：胡　军

审 查 者：PBL 工作组

汕头大学医学院
ShanTou University Medical College

第一幕

　　金秋十月，硕果累累，今年的庄稼收成格外喜人，年近70岁的老王养殖大青蟹亦喜获丰收。老王从早忙到晚，送货送个不停，老王是忙在手里，乐在心上。这不，刚吃完午饭，市场的老陈又订了好几十只大螃蟹，老王乐呵呵地开着摩托车往市场赶去。揣在兜里的手机响个不停，老王心里喜滋滋想着，估计又有微商向他订货了。于是，一边快速开着摩托车，一边掏出手机来看微信。突然轰地一声，摩托车撞到了电线杆上，老王一头栽到了路旁的沟壑里，当即感到头晕目眩，胸背部剧烈疼痛。老王试图手脚并用往上爬，但无济于事，猛然一屁股又栽了下去。路人发现老王，纷纷上去帮忙，大家七手八脚将其抬到马路边，随后拨打120急救电话。

　　老王被送到急诊室，医师详细询问病史及查体，老王仍能清楚回答医师的问题。老王告诉医师，受伤后胸背部剧烈疼痛，当时双脚还能动。医师检查发现老王双下肢无明显畸形、呈弛缓性瘫痪，双侧腹股沟以下痛温觉消失，双下肢肌力0级，双下肢生理反射消失，提睾反射及肛门反射消失，病理反射未引出。医师随后完善相关辅助检查，急诊X线片（图1）提示第11胸椎爆裂性骨折，送病房住院治疗。

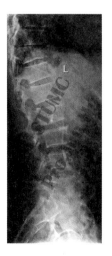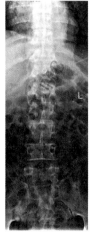

图1　急诊X线片

第二幕

老王住院后，医生给予完善胸椎 CT、MRI 及 X 线检查（图 2～图 4），结果提示第 11 胸椎爆裂性骨折，脊髓横断，椎管内骨块占位。医生告诉老王家属，必须马上进行手术治疗，但是预计术后恢复效果较差，望其做好心理准备。家属一开始难以接受病情，经过与医生的反复沟通，老王及家属终于接受了医生的建议，但依然非常担忧。

住院后的第二天，医生为患者进行了后路椎板减压钉棒内固定术，手术顺利完成。但是术后双下肢的感觉和力量未见明显恢复，家属在护理人员的指导下开始为患者进行下肢的康复训练。

术后第 10 天医生查房发现，右下肢外旋明显，然后医生给老王拍了骨盆 X 线片，发现右股骨颈骨折，骨盆 X 线片如图 5 所示。老王家属表示很不理解，为什么入院这么久突然出现新的骨折。医生告知入院时股骨颈即存在无移位骨折，后面在搬运、康复锻炼中出现移位。经反复解释，家属对病情表示理解，医生建议其再次行右人工股骨头置换术，手术顺利。术后第 5 天，老王右下肢逐渐红肿，经 B 超检查，发现右下肢出现深静脉栓塞。术后第 7 天，老王突发胸闷气促，经抢救无效死亡，家属对此难以接受，希望医生能够给予合理解释。

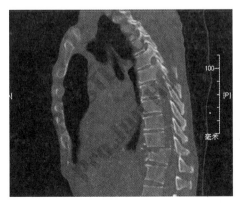 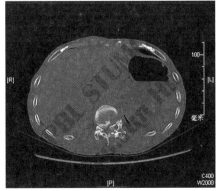

图 2　术前 CT

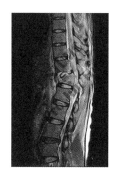 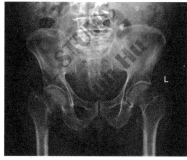 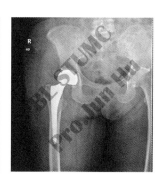

图 3　术前 MRI　　　　图 4　术前 X 线片　　　　图 5　术后 X 线片

参考资料

1.陈孝平，汪建平，赵继宗.外科学.9 版.北京：人民卫生出版社，2018.

2.胥少汀，葛宝丰，徐印坎.实用骨科学.3 版.北京：人民军医出版社，2005.

3. 参考网站：https://www.uptodate.com/contents/search?search=spinal%20cord%20injury&sp=0&source=USER_INPUT&searchOffset=1&autoComplete=false&language=zh-Hans&max=10&index=&autoCompleteTerm=

PBL 案例学生版

关节亮红灯

课程名称：肌肉与骨骼模块

使用年级：三年级

撰 写 者：胡 军 林海明

审 查 者：PBL 工作组

汕头大学医学院
ShanTou University Medical College

第一幕

53 岁的黄先生出生在海边渔村，16 岁起便靠捕鱼为生，日常工作繁重，每天收工后喜欢和其他渔民一起畅饮解乏。久而久之，黄先生养成了酗酒的习惯，每日三餐都要喝酒，每次至少半斤白酒。10 年前一向身体健壮的黄先生开始觉得双侧大腿根部酸痛，当时他觉得是天气潮湿，可能是风湿造成的，所以没有特别重视，继续饮酒取暖。他的孩子还在当地配了些中药孝敬父亲，老黄服用后，疼痛得到明显缓解，继续出海捕鱼，每次发作的时候就会喝两杯酒暖暖身。

2 周前，老黄扛着 50 多斤的鱼筐下船时突然出现双侧大腿根部剧烈疼痛并瘫倒在地，由其他渔民送到当地卫生院，拍片发现双侧股骨颈骨折（图 1 所示）。医生告诉老黄当地卫生院不具备治疗条件，建议转上级医院进一步治疗。

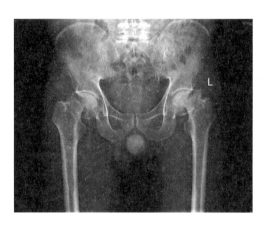

图1

第二幕

　　黄先生经过熟人介绍，到当地三甲医院就诊，当即办理住院。入院时黄先生呈强迫体位，坐轮椅入院。查体见双下肢略外旋畸形，双髋外侧叩痛，双侧腹股沟压痛，双侧髋关节屈伸展收各项活动因疼痛未能配合检查，双下肢未见肿胀，末梢血运可。

　　入院后黄先生接受了双下肢皮肤牵引固定，进行了三大常规、生化、凝血功能、ESR、CRP、降钙素原、胸部平片、心电图、骨盆平片等检查。骨盆平片示：双侧股骨颈下型骨折（Garden IV型）合并双侧股骨头缺血坏死（左IV期，右III期），CRP 68 mg/L，ESR 10 mm/h，WBC 10.3×10^9/L，NE 69.52%。

　　入院后组织了全科病例讨论，初步诊断：双侧股骨头坏死并股骨颈病理性骨折。因为患者出现粪便隐血试验（++++），请消化内科会诊。内科医生考虑创伤应激所致。经过治疗，黄先生粪便隐血试验转阴，全科讨论下一步治疗为一期双侧人工全髋关节置换术。老黄接受了手术治疗，手术后第二天就下地行走并进行康复训练，同时口服利伐沙班（拜瑞妥）治疗。术后第二天晚上，患者出现发热，体温 39 ℃，复查 CRP 123.5 mg/L，ESR 65 mm/h，WBC 11.9×10^9/L，NE 74.5%，手术切口未见红肿渗液，血液培养阴性，降钙素原阴性。主管医生认为患者不排除术后感染，第二天开始使用抗菌药物。

　　高热持续 3 天，至手术后 1 周黄先生体温才逐渐降至正常；同时切口恢复良好，手术后 2 周拆线。术后病理报告示：双侧股骨头表面软骨变性坏死，伴纤维组织增生及钙化，骨小梁变薄、部分坏死，骨小梁间脂肪组织变性、坏死并纤维化，符合骨质疏松并坏死。出院前复查血常规、CRP、ESR 及降钙素原均正常。老黄出院前咨询医生以后是否可以进行重体力劳动，继续出海捕鱼，手术医生告诉他没问题，老黄听后非常高兴，步行出院。

参考资料

1. 陈孝平，汪建平，赵继宗. 外科学. 9 版. 北京：人民卫生出版社，2018.

2. 胥少汀，葛宝丰，徐印坎. 实用骨科学. 3 版. 北京：人民军医出版社，2005.

3. Neumaier M，Braun KF，Sandmann G，et al. C-reactive protein in orthopaedic surgery. Acta Chirurgiae Orthopaedicae et Traumatologiae Cechoslovaca, 2015, 82 (5): 327-331.

4. Tarik M，Husain MD，David H，et al. C-reactive protein and erythrocyte sedimentation rate in orthopaedics. The University of Pennsylvania Orthopedic Journal, 2012, 15: 13‐16.

5. 参考网站：https://www.uptodate.com/contents/search?search=femoral%20head%20necrosis&sp=0&source=USER_INPUT&searchOffset=1&autoComplete=false&language=zh-Hans&max=10&index=&autoCompleteTerm=

PBL 案例学生版

留守儿童的
辛酸跛行史

课程名称：肌肉与骨骼模块

使用年级：三年级

撰写者：赵　迪　林海明

审查者：PBL 工作组

汕头大学医学院
ShanTou University Medical College

第一幕

晶晶出生于广东省沿海农村，家庭贫困，父母外出打工，村里有很多像晶晶一样的留守儿童。与周围其他孩子不一样的是，晶晶18个月才开始行走。因为父母不在身边，奶奶独自照顾晶晶，行走问题并没有得到重视。

晶晶26个月大时，探亲回家的母亲发现她走路较慢、步态不稳，跟其他小朋友玩耍时容易摔倒，于是带晶晶到当地镇医院诊治。当时医生询问孩子的出生情况，有没有难产、窒息抢救病史，既往有没有高热或者髋关节活动障碍等病史、疫苗预防接种缺漏史等，晶晶母亲都予以否认。查体：脊柱、双上肢发育无异常，行走时跛行步态明显，双侧臀纹不对称，左侧臀纹加深，Allis 征（＋），左侧膝关节较右侧低；左侧单足站立试验（＋），右侧单足站立试验（－）；左下肢较右下肢短 2.0 cm。医生决定先给晶晶拍摄骨盆正位 X 线片（图 1）：左股骨头骨化中心小，并向外上方移位，位于 Perkins 方格外上象限，左侧沈通线不连续，左侧髋臼指数 45°；右侧股骨头骨化中心大致位于 Perkins 方格内下象限，右侧沈通线欠连续，右侧髋臼指数 25°。

根据骨盆正位 X 线片，晶晶初步诊断为：左侧发育性髋关节发育不良伴左侧髋关节脱位；疑右侧发育性髋关节发育不良（DDH）。由于当地医疗条件有限，晶晶母亲在当地医生介绍下，到市区三甲医院小儿骨科就诊。专家确定了DDH的诊断，结合年龄因素，医生决定先行石膏矫正治疗，术后复查结果见图2。半年后石膏拆除，晶晶仍然步态不稳，但尚能忍受，家人没有重视，也没有听从医生建议去医院复诊。

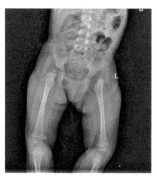 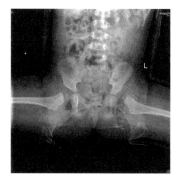

图 1　骨盆正位片　　　　　图 2　石膏矫正治疗术后复查结果

第二幕

至 12 岁时，晶晶行走与别的同学明显不同，走路一瘸一拐，跑步时容易摔倒，影响日常活动，她心里十分自卑。13 岁那年，她跟母亲哭诉学校同学嘲笑她，母亲无奈，带孩子回原三甲医院就诊。医生给晶晶做了详细的体格检查，查体示：跛行步态，左臀部、左大腿肌肉较右侧萎缩，左髋关节活动可，Allis 征（＋），左侧单足站立试验（＋），左下肢较右下肢短约 2.5 cm。

医生为晶晶重新拍了骨盆正位 X 线片（图 3），结果显示：左侧发育性髋关节发育不良伴髋关节脱位。经过科室讨论，决定为晶晶进行截骨矫形手术治疗。

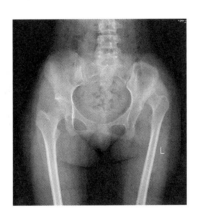

图 3 骨盆正位片

签知情同意书时，告知家属该疾病需要定期随诊观察，成人后可能需要进行关节置换术。手术后晶晶拆线回家，左髋人字支具保护。6 周后，晶晶拆掉支具开始锻炼，但是发现左髋关节活动受限。医生建议住院在麻醉下行关节手法松解术，术后第 2 天，晶晶出院后继续功能训练。此后晶晶定期复查，步态逐渐正常。

如今，行走自如的晶晶已成家了，老公很爱她，女儿也即将出生。晶晶非常担心，孩子会不会遗传她的疾病？

参考资料

1.陈孝平，汪建平，赵继宗.外科学.9版.北京：人民卫生出版社，2018.

2.胥少汀，葛宝丰，徐印坎.实用骨科学.3版.北京：人民军医出版社，2005.

3.参考网站：

https://www.uptodate.com/contents/search?search=Developmental%20
dysplasia%20of%20the%20hip&sp=0&source=USER_INPUT&searchOffset=1&
autoComplete=false&language=zh-Hans&max=10&index=&autoCompleteTe
rm=

性-生殖-发育模块
案例

PBL 案例学生版

爱的陷阱

课程名称：性 – 生殖 – 发育模块

使用年级：三年级

撰 写 者：周晓华　曾　萍

审 查 者：PBL 工作组

汕头大学医学院
ShanTou University Medical College

第一幕

　　贝贝1岁了，长得虎头虎脑，因为三代单传，全家四个大人围着他一个人转。爷爷奶奶听说母乳喂养好处多，就让儿媳坚持纯母乳喂养，未添加辅食，并且要求儿媳辞掉工作，做全职妈妈。

　　冬日某天，爷爷奶奶照例带着贝贝在小区里转悠，尽管阳光灿烂，但贝贝被裹得严严实实，坐在婴儿车里，仅露出个小脸蛋。邻居大妈摸着贝贝的头说："贝贝1岁了还没有牙齿啊。"爷爷打趣着说："还说呢，他妈妈可为这个担心坏了，说人家小孩这时候都长牙啦，我可不担心，这能吃能睡的，长那么可爱，能有什么问题？"正说着，贝贝突然从喉咙里发出一阵奇怪的声音，似乎呼吸不过来，爷爷奶奶赶忙蹲下查看，发现贝贝表情惊恐地看着他们，双手腕部屈曲，轻微抖动。他们握住贝贝的手，却发现手指僵直，根本掰不开。爷爷连忙抱起贝贝，往社区诊所跑去。"医生，快看看我的宝贝孙子怎么了！"林医生察看了一会儿，赶紧给贝贝肌注了一小瓶药物，过了几分钟，贝贝渐渐地睡了，双手放松了下来。

　　这时，贝贝父母也赶到了诊所，林医生对他们说："贝贝刚才是抽搐了，持续约10分钟，没有发热，估计是'羊癫疯'，你们再去大医院看看吧。"顿时，四个人都傻眼了。

第二幕

在去往医院的车上，妈妈抱着还在熟睡的贝贝发愣，心想是不是爷爷奶奶给贝贝吃什么东西呛着了，还是摔着了不敢实说。最近一段时间贝贝睡觉特别闹腾，睡不久就醒过来哭，又爱出汗，经常要整宿未眠地照顾他，自己已经严重睡眠不足。到了医院的儿科急诊，在等待就诊过程中贝贝再次抽搐发作，双手跟之前一样屈曲，抖动起来，喉咙里发出"哼嗯哼"的声音。一家人顿时慌了神，惊叫声引来了医生和护士。医生马上给贝贝吸上氧气，查体发现贝贝四肢抽动，两眼上翻，双手腕屈曲，手指伸直，拇指内收，足踝关节伸直，足趾强直下屈。经询问贝贝妈妈，医生了解到贝贝到现在依然只吃母乳，爷爷不让妈妈添加辅食。当即，医生给贝贝静推了药物，不久，贝贝双手开始放松，医生建议最好住院做相关检查。四人不敢怠慢，连忙办理了入院手续。入院后，住院部医生对贝贝进行了更详细的体格检查，查体发现贝贝前囟平软，约 $1.0 \, cm \times 1.5 \, cm$，肋骨如串珠样突出。并进行了抽血检查，提示：Glu 5.1 mmol/L，血清 25-（OH）D_3 14.5 nmol/L，血总钙 1.75 mmol/L。"果然如我所料。"医生对四个慌张的家属解释道，"孩子是因为维生素 D 缺乏，才引起他这次手足搐搦。"经过医生详细解释，他们才意识到，正是他们对母乳喂养的错误认识，才导致贝贝进了医院。

参考资料

1. 薛辛东. 儿科学. 北京：人民卫生出版社，2010.

2. 沈晓明. 儿科学. 7 版. 北京：人民卫生出版社，2008.

3. 陈树宝. 儿科学. 北京：科学出版社，2006.

4. 胡亚美，江载芳. 诸福棠实用儿科学. 7 版. 北京：人民卫生出版社，2005.

5.《中华儿科杂志》编辑委员会，中华医学会儿科学分会儿童保健学组，全国佝偻病防治科研协作组. 维生素 D 缺乏性佝偻病防治建议. 中华儿科杂志，2008，46(3)：190-191.

6. Paediatrics Review. Vitamin D deficiency and rickets-a worldwide disorder. IBS Coulter.Africa health, 2014,6:47-48.

PBL 案例学生版

二宝家庭的快乐与烦恼

课程名称：性－生殖－发育模块

使用年级：三年级

撰 写 者：吴北燕　蔡键玲

审 查 者：PBL 工作组

汕头大学医学院
ShanTou University Medical College

第一幕

　　李老师今年 42 岁。她和先生都是中学教师，大女儿 14 岁了，生活总体来说还比较满意。但生活的平衡在去年年初被打破了。夫妇二人打算要二孩，体检却发现李老师的卵巢储备能力下降。李老师不得不接受辅助生殖技术的帮助。她先是接受了体外受精－胚胎移植（IVF-ET），但以失败告终，之后进行了卵母细胞质内单精子显微注射（ICSI），千辛万苦总算成功怀孕。孕期状况和怀大女儿时明显不同，她耐力很差，孕后期几乎无法上讲台，山区老家的母亲也赶过来帮忙。李老师终于在孕 39 周时剖宫产生出一个女婴：体重 3.8 kg，身长 54 cm，头围 35 cm。

　　李老师在孕期血压正常，但生产后出现了高血压，而且控制起来颇为棘手，需要口服阿司匹林和普萘洛尔。二孩只吃到几口母乳，妈妈就不得不开始抗高血压的治疗，母乳喂养就此中断，改为人工喂养。不能进行母乳喂养是一个遗憾，李老师觉得压力很大，怕不能给孩子最好的照顾。

第二幕

二宝改配方奶粉喂养后，一开始还不错，体重有所增长，情绪也好。但1个月后二宝开始出现一阵一阵的剧烈哭闹，伴有排气声。虽然二宝的胃口还可以，但排便不正常，从2次／天增加至7～8次／天，甚至有时一排气就排一点便，偶尔还带有一点血丝。二宝1个月大的时候，李老师实在按捺不住担心，和姥姥一起带着二宝回医院看病了。医生给二宝的诊断是牛奶蛋白过敏，要求改为氨基酸奶粉（AAF）。回家后姥姥去母婴用品店买AAF，发现一罐AAF要400多元，姥姥没有买，心里暗骂医生肯定收了回扣。回家后姥姥按照家里的老法，磨了五谷粉给二宝喂养。"这才是好东西，喝什么奶粉！早该喂这个。"姥姥得意地说。

二宝在姥姥的护理下吃了2个月五谷粉，排便2次／天，夜间也比较安静。3个月大的时候，李老师带二宝去做常规健康体检，医生惊讶地发现宝宝脚背水肿，在医生的坚持下二宝抽血做了肝功能检查，结果显示：血清白蛋白35 g/L（正常值40～60 g/L）。医生判断二宝营养不良、营养性水肿。原因是喂养不当。

李老师懊悔不已，回家后马上给二宝换了AAF。二宝对AAF的接受度很好，每次可以吃120 ml，一天下来可以吃8次。1个月后李老师带二宝回儿童保健门诊复诊，发现各项营养指标都追赶上正常值了。小宝精神也很好，已经会咯咯笑了。大女儿很喜欢这个妹妹，她亲口和李老师说"谢谢妈妈给我辛苦生妹妹"。李老师觉得一切辛苦都是值得的。

参考资料

1. 胡亚美，江载芳. 诸福棠实用儿科学. 北京：人民卫生出版社，2002.

2. 薛辛东. 儿科学. 北京：人民卫生出版社，2005.

3. 中国营养学会. 6月龄内婴儿母乳喂养指南. 临床儿科杂志，2016，34(4)：287-291.

4. 刘江勤，贲晓明. 母乳喂养相关的临床指南. 中华围产医学杂志，2013，16(7)：388-390.

5. 胡燕，黎海芪. 中国婴幼儿牛奶蛋白过敏诊治循证建议. 中华儿科杂志，2013，51(3)：183-186.

6. 首都儿科研究所九市儿童体格发育调查协作组. 中国七岁以下儿童体重、身长/身高和头围的生长标准值及标准化生长曲线. 中华儿科杂志，2009，47(3)：173-178.

7. 李辉，季成叶，宗心南，等. 中国0～18岁儿童、青少年身高、体重的标准化生长曲线. 中华儿科杂志，2009，47(7)：487-492.

PBL案例学生版

咽不下的"禁果"

课程名称：性－生殖－发育模块

使用年级：三年级

撰 写 者：刘　伟　李丹妍

审 查 者：PBL工作组

汕头大学医学院
ShanTou University Medical College

第一幕

　　方寒宇，37 岁，独子，海归博士，高大俊朗，回国后继承家族房地产公司，工作忙碌，一直单身。秦柔，25 岁，大学毕业，肤白貌美，性格文静。两人通过相亲很快走进了婚姻殿堂。在外人看来，这是天作之合。

　　方家家业庞大又三代单传，公公婆婆都希望早日抱上孙子，多番催促两人，但就是没有儿媳怀孕的消息。

　　对于老人的催促，秦柔不知如何应对。事实上，新婚之夜方寒宇酩酊大醉，夫妻未同房。此后方寒宇以各种理由推脱，两人一直没有夫妻之实。幼时的秦柔常常看到父母争吵甚至动手；12 岁时她在放学的路上遭遇性侵，对家庭的恐惧和不信任使其不敢袒露此事。秦柔既渴望感受家庭的温暖，同时也常常心怀不安。儿时的遭遇和如今的窘境使得秦柔郁郁寡欢，女同事之间谈论的幸福婚后生活更是时时刺痛她的心。

　　迫于压力，秦柔在婆婆的陪同下到医院妇产科就诊。医生了解到：月经初潮 13 岁，月经规律 $\dfrac{7}{30 \sim 35}$ 天，经量正常，时有痛经。妇科检查正常。医生嘱咐秦柔先行备孕，加强营养，测排卵，并建议男方也过来检查。方寒宇拒绝检查，但是迫于父母施加的压力和外面的流言蜚语，偶尔勉强与妻子同房。方寒宇从不体贴妻子，使秦柔觉得这场婚姻是一种煎熬。

第二幕

　　两年后秦柔终于怀孕了。停经 8 周后，因时常发现少许阴道流血，秦柔到医院行产前检查。妇科检查发现宫颈前唇增生呈菜花样改变、渗血明显，检查 HPV16 阳性，宫颈细胞学可见癌细胞；同时，产前感染性疾病检查：HIV 阳性。秦柔得知结果，如临晴天霹雳。医生耐心地安慰她，提供治疗方案，详尽告知治疗的利弊风险，并嘱咐她的丈夫也需要过来做性疾病检查。

　　丈夫出差回来，秦柔试探性地问方寒宇要不要检查身体，方寒宇愤怒地将东西摔了满地，化验单上刺目的字眼映入眼帘：HIV（＋）。婆婆听到声响冲进房间，发现化验单便指着秦柔破口大骂。在方寒宇母子两人叫骂声中，秦柔从 18 楼跃下，结束了自己年轻的生命。

　　随着警察的介入，才揭开了方寒宇不为人知的秘密：他是同性恋者，和秦柔结婚只是迫于压力，想为方家留个后，没想到酿成悲剧。

参考资料

1. 谢幸，苟文丽. 妇产科学. 8 版. 北京：人民卫生出版社，2013.

2. 刘文利. 珍爱生命：小学生性健康教育读本. 北京：北京师范大学出版社，2014.

3. 李银河. 中国人的性爱与婚姻. 郑州：河南人民出版社，1996.

4. 龚晓明. 给身体的情书. 天津：天津科学技术出版社，2017.

5. 微信公众号：妇产科网，妇产科空间

6. 参考网站 https://en.wikipedia.org/wiki/Human_sexual_activity

PBL 案例学生版

王大妈的烦心事

课程名称：性－生殖－发育模块

使用年级：三年级

撰 写 者：邱晓燕　卢锦萍

审 查 者：PBL 工作组

汕头大学医学院
ShanTou University Medical College

第一幕

初春的阳光很温暖，小区的花园老老小小，热闹得很。王大妈站在阳台上看着熙熙攘攘的人群，却不停地唉声叹气。王大爷一边下棋，一边叫道："老婆子，叹什么气呢？怎么不带孙子去玩？"

王大妈一听就来气了："那帮老婆子一会儿说小宝怎么这么小，一会儿又说小宝眼睛都不精灵，不会傻吧。一出去就觉得晦气，不过别人的孙子这么大，头都硬挺挺的，咱小宝脖子软趴趴的，不能竖抱，我也说不过她们啊！都怨他妈……"

话还没说完，王大妈眼泪就吧嗒吧嗒掉下来了。

原来王大妈已有两个孙女，眼看儿媳都38岁了，重男轻女的王大妈便催着媳妇再生个男孩。儿媳怀孕后到私人诊所鉴定性别，终于如愿。王大妈一直劝媳妇不要再去上班了，媳妇不听，结果小宝不到8个月就早产了，生后住院2个月，期间曾使用呼吸机，王大妈拿出全部积蓄才救回了小宝。

王大爷安慰说："咱小宝早产嘛，出院时医生说恢复得不错呀，体重有5斤7两，一餐奶都吃了60 ml，出院后我们也一直吃早产奶粉。可你不是说奶粉上火，还多加水了。"

王大妈一下子愣了，问："不会是我把奶加少，养不大小宝吧？"王大妈想起出院时医生交代要定期复诊，但王大妈看孙子能吃能睡就没去医院。最后老两口赶紧找出小宝的出院资料，带上孙子去医院检查了。

第二幕

到了医院，王大妈与吴医生讨论了小宝的情况：小宝是妈妈孕 28^{+1} 周早产出生，出生体重 1.1 kg。出生 Apgar 评分：1 分钟 7 分，5 分钟 8 分，10 分钟 9 分。生后不久出现气促、呻吟伴发绀，在新生儿科住院治疗 2 个月，期间曾使用呼吸机辅助呼吸。出院主要诊断：① 新生儿肺透明膜病；② 极低出生体重儿；③ 早产儿。

随后吴医生做了体检及相关检查，结果如下：现在小宝出生已 6 个月 15 天，体重 5.4 kg，头围 41.7 cm，神志清，精神可，引逗偶会发笑，不能出声，营养一般。双眼对视及追视人脸约 90°。肌张力低下，ATNR（＋），大运动：竖头片刻，俯卧位抬头 0～20°，约 1.5 个月水平；精细运动：双手能到口，未见正中玩手，约 2 个月水平。甲状腺功能检测正常。听性脑干反应：双耳均通过。头颅磁共振：PVL。Peabody 运动功能量表：TMQ 88；Gesell 生长发育量表：总发育商 48。

吴医生安抚王大妈的情绪，和他们做了充分的沟通，王大妈听从医师的建议一直坚持治疗。1 年后小宝体重 11 kg，能喊"爷爷、奶奶"，也能四处活动了，王大妈终于天天眉开眼笑！

参考资料

1. 薛辛东 . 儿科学 . 北京：人民卫生出版社，2010.

2. 沈晓明 . 儿科学 . 7 版 . 北京：人民卫生出版社，2008.

3. 陈树宝 . 儿科学 . 北京：科学出版社，2006.

4. 胡亚美，江载芳 . 诸福棠实用儿科学 . 7 版 . 北京：人民卫生出版社 ,2005.

5.《中华儿科杂志》编辑委员会，中华医学会儿科学分会儿童保健学组，中华医学会儿科学分会新生儿学组 . 早产、低出生体重儿出院后喂养建议 . 中华儿科杂志 ,2016,(1):6-12.

6. 王丹华 . 重视早产儿出院后的营养管理 . 中国新生儿科杂志 ,2009,(3):133-135.

7. 庄思齐 . 早产、低出生体重儿的出院后管理 . 中国儿童保健杂志 ,2016,(2):113-115.

8. Andrews B，Pellerite M，Myers P，et al. NICU 随访 :0 到 3 岁的医疗和发育管理 . 中国新生儿科杂志 ,2015,(1):77-78.

9. 冯琪 . 早产儿出院后营养管理及随访 . 中国新生儿科杂志 ,2015,(3):171-174.

10. 肖奕青，杨静 . 随访管理和早期干预对早产儿脑神经发育的影响 . 临床医药文献电子杂志 ,2016,(33):6557-6558.

PBL 案例学生版

难断的后事

课程名称：性 – 生殖 – 发育模块

使用年级：三年级

撰 写 者：边军辉　林常敏

审 查 者：PBL 工作组

汕頭大学醫学院
ShanTou University Medical College

第一幕

机场重逢

退休职工老李和妻子住在上海。这一天，他们早早地起了床，等待女儿和女婿从洛杉矶回来。

女儿静文是老两口唯一的孩子，博士毕业后去美国工作。3 年前嫁给了一个 40 岁的美国人。因为语言的关系，老两口没有办法和女婿沟通，但他们一直盼望抱上外孙子。

经过 12 个小时的飞行，航班准时抵达浦东机场。然而，老两口却看到女儿躺在担架上被抬出来，他们第一次见到的女婿在担架旁，用手比划着，与医生说着什么……

重症监护室

医生为老李和妻子介绍了女儿静文的病情。12 小时前，静文与丈夫一起登上了从洛杉矶到上海的班机。在飞机上，静文服用安眠药后很快入睡。约 10 小时后，她起身去洗手间，突然摔倒在过道。空乘人员立即广播，找来一位同机的医生。医生发现静文没有脉搏，便开始急救。2 小时后，飞机降落于上海浦东机场。此时，静文双侧瞳孔变大，对光反射消失，靠呼吸机维持生命。CT 显示肺动脉栓塞、脑水肿。考虑是长途飞机导致深静脉栓塞引起。

医生办公室

9 天后，静文的病情没有任何好转。在办公室，医生郑重地将静文可能永远不能自主呼吸、不能醒过来的消息告诉了她的丈夫和父母。静文的丈夫恳请医生从静文身上取出成熟卵子，再停呼吸机，以便日后通过人工授精和代孕留下静文的后代。老李和妻子听后坚决表示反对。这突如其来的情况也让医生左右为难。

第二幕

静文的健康情况

医院的医护团队接下来通过患者丈夫联系了静文在洛杉矶的家庭医生，希望了解她以前的健康情况。这位家庭医生也只在诊所见过静文一次，那是 2 年前，静文因咳嗽、气短和发热 3 天就医。家庭医生给她开了几天抗菌药，要求 5 天后回来随访。但静文没有再来。静文的医生将她自己就医当天填写的健康信息传真过来了，其中显示静文长期服用避孕药左炔诺孕酮（图 1）。

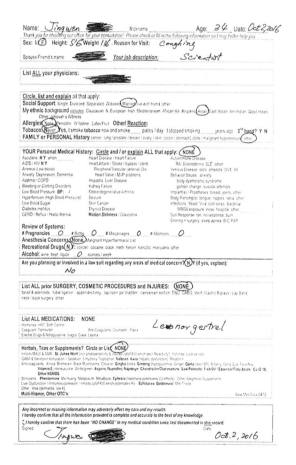

图 1　静文在美国洛杉矶就医时自己填写的健康情况

医院召开联席会议

　　医院医务科随即召开联席会议，医院领导、医疗专家和院方聘请的法律顾问参加会议。大家仔细讨论了涉及患者安全、器官捐献方面的医学伦理原则和医事法律法规问题，最后做出决定，驳回了患者丈夫的请求。

　　医院委派代理律师向静文的丈夫、父母一起传达了医院方面的决定，并做了详尽的解释工作。静文的丈夫随后撤回了摘取静文卵子的要求，但还是希望尽快停掉呼吸机的支持，也因此无法与老李和妻子达成一致。

参考资料

　　本案例是基于文献 [N Engl J Med, 2010, 363(3)] 写成，请不要主动把这一文献信息发给学生。

1. van Hylckama Vlieg A, Helmerhorst FM, Vandenbroucke JP, et al. The venous thrombotic risk of oral contraceptives, effects of oestrogen dose and progestogen type: results of the MEGA case-control study. BMJ, 2009, 339:b2921.

2. Parkin L, Bell ML, Herbison GP, et al. Air travel and fatal pulmonary embolism. Thromb Haemost, 2006, 95:807-814.

3. Wijdicks EF, Hijdra A, Young GB, et al. Practice parameter: prediction of outcome in comatose survivors after cardiopulmonary resuscitation (an evidence-based review): report of the Quality Standards Subcommittee of the American Academy of Neurology. Neurology, 2006, 67:203-210.

4. Greer DM. MRI in anoxic brain injury. Neurocrit Care, 2004, 1:213-215.

5. Applbaum AI, Tilburt JC, Collins MT, et al. A family's request for complementary medicine after patient brain death. JAMA, 2008, 299:2188-2193.

6. Soules MR. Commentary: posthumous harvesting of gametes — a physician's perspective. J Law Med Ethics, 1999, 27(4):362-365.

7. Strong C, Gingrich JR, Kutteh WH. Ethics of postmortem sperm retrieval: ethics of sperm retrieval after death or persistent vegetative state. Hum Reprod, 2000, 15:739-745.

8. Styer AK, Cekleniak NA, Legedza A, et al. Factors associated with disposition of cryopreserved reproductive tissue. Fertil Steril, 2003, 80: 584-589.

9. Ohl DA, Park J, Cohen C, et al. Procreation after death or mental incompetence: medical advance or technology gone awry? Fertil Steril, 1996, 66:889-895.

10. Landau R. Posthumous sperm retrieval for the purpose of later insemination or IVF in Israel: an ethical and psychosocial critique. Hum Reprod, 2004, 19:1952-1956.

11. Batzer FR, Hurwitz JM, Caplan A. Postmortem parenthood and the need for a protocol with posthumous sperm procurement. Fertil Steril, 2003, 79:1263-1269.

12. Assisted reproductive technology success rates: national summary and fertility clinic reports. Atlanta: Centers for Disease.

13. Control and Prevention, 2006. (Accessed June 16, 2010, at http://www.cdc.gov/art/ART2006/PDF/2006ART.pdf.)

14. Bankowski BJ, Lyerly AD, Faden RR, et al. The social implications of embryo cryopreservation. Fertil Steril, 2005, 84:823-832.

15. Annas GJ. Ulysses and the fate of frozen embryos — reproduction, research, or destruction? N Engl J Med, 2000, 343:373-376.

16. Kazem R, Thompson LA, Srikantharajah A, et al. Cryopreservation of human oocytes and fertilization by two techniques: invitro fertilization and intracytoplasmic sperm injection. Hum Reprod, 1995, 10:2650-2654.

17. Ragni G, Allegra A, Anserini P, et al. The 2004 Italian legislation regulating assisted reproduction technology: a multicenter survey on the results of IVF cycles. Hum Reprod, 2005, 20:2224-2228.

18. Lobo RA. Potential options for preservation of fertility in women. N Engl

J Med, 2005, 353:64-73.

19. Chen C. Pregnancy after human oocyte cryopreservation. Lancet, 1986, 1:884-886.

20. Noyes N, Porcu E, Borini A. Over 900 oocyte cryopreservation babies born with no apparent increase in congenital anomalies. Reprod Biomed Online, 2009, 18:769-776.

21. Chian RC, Lim JH, Tan SL. State of the art in in-vitro oocyte maturation. Curr Opin Obstet Gynecol, 2004, 16:211-219.

22. Donnez J, Dolmans MM, Demylle D, et al. Livebirth after orthotopic transplantation of cryopreserved ovarian tissue. Lancet, 2004, 364:1405-1410.

23. Jeruss JS, Woodruff TK. Preservation of fertility in patients with cancer. N Engl J Med, 2009, 360:902-911.

24. Kindregan CP, Snyder SH. Clarifying the law of ART: the new American Bar Association Model Act governing assisted reproductive technology. Fam Law Q, 2008, 2:203-229.

25. Woodward v. Commissioner of Social Security. 760 NE2d 257. Mass; 2002.

26. Ethics Committee of the American Society for Reproductive Medicine. Posthumous reproduction. Fertil Steril, 2004, 82:Suppl 1:S260-S262.

PBL案例学生版

千金还是公子？

课程名称：性－生殖－发育模块

使用年级：三年级

撰 写 者：黄月君　王鸿武

审 查 者：PBL工作组

汕头大学医学院
ShanTou University Medical College

第一幕

今天，儿童保健门诊和往常一样热闹。柳护士发现有个小孩登记本上写着"男性，26 日龄"，但体重只有 3.2 kg。于是，柳护士询问家长："孩子爸爸，请问你家宝宝是足月出生的吗？"宝宝爸爸说："是的，是足月顺产的，出生的时候有 3.1 kg，但是不知道为什么，就是养不大，所以今天特地带来检查。"

患儿被抱入诊室，黄医生立即发现患儿肤色较黑，明显消瘦。黄医生问家长："请问宝宝妈妈怀孕期间有生病、服药吗？是否定期产检？出生后如何喂养？"

宝宝爸爸说，孩子妈妈怀孕期间感冒 2 次，但没有吃药。做产检时，医生没说有什么问题。孩子出生后一直吃配方奶，现在一次能喝 80 ml，大概 3 小时就要吃一次。

黄医生又问到孩子出生时的情况。宝宝爸爸说："出生时候是正常的，但是产科医生说我儿子的'小鸡鸡'发育'不大好'，等长大一点再去大医院检查一下。"

黄医生看到外生殖器色素沉着明显，"阴茎"短小，未见阴囊，未触及睾丸，但在"阴茎"的两旁却有类似"大阴唇"的结构。黄医生心里咯噔了一下，示意柳护士暂时不要带其他患儿和家长进入诊室，然后耐心地对宝宝的爸爸说，宝宝的外生殖器发育不太好，体重增长慢，需要住院检查治疗。

第二幕

宝宝入院后，医生立即安排盆腔彩超检查，结果提示：未见睾丸，但可见子宫。

宝宝的主管医生陈医生对家长解释说："彩超检查看到孩子体内有子宫，所以宝宝可能是个女孩子，但是我们还需要检查染色体进行性别鉴定，同时需要检查激素和相关基因。这些检查需要等几天才能有结果，然后再确定治疗方案。"

宝宝爸爸听了陈医生的话，心情非常沉重，他思考了一会儿，问陈医生："请问宝宝能不能通过手术，让她（他）的生殖器看起来正常一些？我不知道她（他）能活多少岁，结婚生子这些我不敢奢望，但是我希望她（他）人生大部分的时间都尽可能快乐一些，不要因为这个问题被别人瞧不起，也自己瞧不起自己。"

陈医生回答："我理解你的心情。现在医学发展了，确实可以通过手术使这方面的问题得到一些改善，慢慢来，我们先等待她（他）的检查结果，再作进一步的打算。"宝宝爸爸只能无奈地点点头。

参考资料

1. 邵肖梅，叶鸿瑁，丘小汕 . 实用新生儿学 . 4 版 . 北京：人民卫生出版社，2015.

2. 李笑天，杨慧霞，译 . 胎儿学诊断与治疗 . 2 版 . 北京：人民卫生出版社，2013.

3. 王卫平 . 儿科学 . 8 版 . 北京：人民卫生出版社，2013.

4. 美国儿科医学会网站：https://www.aap.org/en-us/Pages/Default.aspx

附件
PBL 学生手册（2018 版）

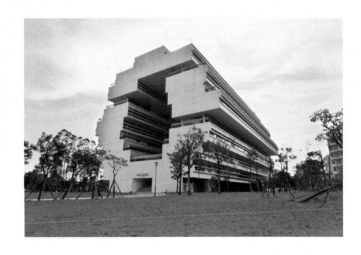

汕头大学医学院 PBL 学生手册

2018 版

目　录

前言

2005 年的一天，温家宝总理看望了著名物理学家钱学森，与他谈到教育问题时，钱先生说："这么多年培养的学生，还没有哪一个的学术成就能够跟民国时期培养的大师相比。为什么我们的学校总是培养不出杰出的人才？"这就是广为人知的"钱学森之问"。这一问题本身就十分重要，因为在日益全球化的今天，国家之间的竞争是杰出人才之间的竞争，说到底就是各国教育质量之间的竞争。因此，找到解决这一问题的有效方法更为关键，这关系到民族的前途和命运。

从 2002 年起，汕头大学医学院就开始实行医学教育的大胆改革，率先打破传统医学学科间的界限，建立了以人体器官系统为基础的整合课程体系。经过多年的实践，这一代表"以学生为中心"现代教育理念的措施和成效在 2009 年获得了教育部临床医学专业认证专家的认可。学院师生更是再接再厉，在全英文授课的医学教育在国内普遍前途惨淡的背景下，创建全英文授课班，引入美国执业医师资格考试（United States Medical Licensing Examination, USMLE），有效地扩大教育国际化的规模，在病理、临床技能、教师培训等领域创新，于 2014 年获得国家级教育成果一等奖。

中国的教育必须通过改革才能摆脱"钱学森之问"的局面。随着科技日渐进步和知识更新步伐的加快，学生了解和记忆知识已经不再是教育所追求的目标。培养具有深度学习、提出和解决问题能力，兼具岗位胜任力和创新能力的学生才是现代教育的宗旨。学校必须放弃将毕业生的知识水平、考试成绩作为衡量教育产出的一贯做法，而要将教育的长远效果——毕业生的潜力、职业素质和终身学习能力——作为最准确的衡量标准。因为前者是技术学校的目标，而后者才是能培养出大师的高水平大学的目标。

汕头大学医学院决心举办"主动学习班"，吸取国外先进医学院校（如加拿大McMaster 大学）的成功经验，让医学生能有机会选择问题导向学习（problem-based learning, PBL）方式，在教师的辅导下，利用生活及临床的情景作为案例进行深度学习，培养学生自主学习、独立分析、有效沟通能力和团队精神。新教学大楼配备的符合 PBL理念的优质设施也为这一教育改革措施的成功奠定了基础。

据我所知，在中国的医学院校中这是个创举。首先我必须感谢拥有"国家教育兴亡，你我匹夫有责"勇气和专业精神的各位同事，也特别感谢在亚太地区推广PBL理念和实践多年、获得同行尊重的关超然教授为我们把脉和指导。我更要感谢那些愿意加入"主动学习班"的同学，因为他们将为中国医学教育的发展提供最直接的数据和宝贵的经验。

"钱学森之问"是个重要问题。令人振奋的是，汕医师生将通过"问题导向学习"，为破解这一问题找到有效的解决办法。

原执行院长　边军辉

第一部分　PBL 的理念

一、PBL 的必要性：教育危机感

老师及学生们大概都很熟悉以下的说法："知识就是力量。教育是为了奠定学生知识的基础，学校是学生汲取知识的场所，老师就是学生获取知识的源泉"。这就是近代"以知识为本，以教师为中心"的传统教育思维。在中国，很多的大学生，甚至于大学的老师，至今还对此深信不疑。为了印证这一教育理念，有人甚至引出了韩愈的《师说》。唐代被流放到潮汕的文人主张学院的老师就是应当"传道，授业，解惑"（《师说》：古之学者必有师，师者，所以传道授业解惑也……）。乍看，韩愈似乎也是推崇这种"以师为本，传道解惑"的师徒传授教育模式，但研读文章不应断章取义。"传道授业解惑也"这句后紧接着写道："授之书而习其句读者，非吾所谓传其道解其惑者也。句读之不知，惑之不解，或师焉，或不焉，小学而大遗，吾未见其明也。巫医乐师百工之人，不耻相师；士大夫之族，曰师曰弟子云者，则群聚而笑之……古之圣人，其出人也远矣，犹且从师而问焉……"可见，韩愈其实并不主张这种教育理念，而是认为学习不应是"读死书，表面理解"（句读）；表象化的阅读很容易造成断章取义（小学）；太专注在繁文细节的内容又会失去大方面具体概念的掌握（大遗）。所谓"惑不解则道不知"，学习 / 读书应深入思考，句句咀嚼，主动剖析，方能有所进益。与有领导阶级地位的人士不同，学医学工艺的人士都不以互动学习、求教发问为耻（不耻相师；从师而问）。韩愈在《师说》中还引入了孔子的教育观，"圣人无常师。孔子师郯子、苌弘、师襄、老聃。郯子之徒，其贤不及孔子。孔子曰：三人行，则必有我师。是故弟子不必不如师，师不必贤于弟子，闻道有先后，术业有专攻，如是而已"。韩愈清楚地表明任何人都可以做自己的老师，不会因为对方的地位贵贱或年龄影响自身学习的心志。这与孔子所说"古之学者为己，今之学者为人"不谋而合，形成了今天"自主学习"教育理念的雏形。

传统教育思维风行百年，却逐渐偏离了古人的初衷，甚至步入歧途，最终落伍到跟不上现代生活的节奏，也不符合现代生活的需求。知识（knowledge）已经不再是力量，仅是辅助能力养成的一种载体，能力（competency）才是最核心的力量。教育不仅仅是为了教授和汲取知识，更是为了品德素养的孕育以及典范人才的培植。现代的科技（互联网、平板电脑、手机等）已将学校课堂大众化、平淡化（MOOC），缩小化（小组、团队、微课学习等），翻转化（翻转教室）及灵活化（不受时、地、空的限制）。资源的普及和学生知识需求的多元化使得学校课堂不再是求知的唯一平台，老师也不再是学生求知的源泉。对老师及学生而言，现今科技的飞速进程已经使得知识的非线性的生产超越了大脑本质对知识直线性的吸收，在这一现象必定会与时俱增的背景下，教育避免不了会有天翻地覆的改变。问题导向学习（PBL）不是唯一但却是目前最有效的学生自主学习理念平台。当然，PBL必定要做到以学生为中心，才能够让学生发展自主；PBL强调的是学生的学习，而非依靠老师的教授；PBL注重的是对生活中的问题进行探索与解决，而非死记与生活脱节的枯燥知识；PBL依靠的是小组团队多元化的动力，建立合作沟通的互动学习。一味盲目庸附于传统的知识传承不再是积蓄力量的宝典，而是一种造成教育危机的落伍理念。PBL经验流程所赋予的能力才是生活里永续的力量，更是终身学习的机会。

二、PBL的正其名：名正则言顺

PBL在字面上的定义是problem-based learning（问题导向学习），其命名来自首创PBL的加拿大McMaster大学医学院（下文简称麦大）。但在教育上的定义却具有更深奥多元化的内涵，麦大把PBL定义为一种教育哲学并称之为"McMaster philosophy"。PBL在美欧经过了三十多年岁月才登陆亚洲，对PBL的诠译，在欧美日似乎更能得到大众的认同，而在华人世界里，由于翻译不当和自圆其说的扭曲，造成一些人对PBL产生误解。PBL曾经很不恰当地被翻译为"以提问为本学习"及"以难题主导学习"。 其实，PBL在教育学中正式的英文就有两种：problem-based learning及project-based learning。前者多用在高等教育以老师协导、学生自主为导向，而后者多用在中、小学教育或技术职业高校比较偏向老师主导内容的教学。若没有对PBL先做深入的研读，problem-based learning中的"problem"的中文翻译本身就成了问题。虽然在进行PBL的过程中老师会鼓励学生提出问题从而进行主动学习，或者，老师会直接提出问题推动学生进行主动学习，再或者，老师利用有难度的问题激发学生进行主动学习，但这些对问题的把控方式都仅是PBL中管控团队动力的多种策略之一，绝非PBL中"problem"的本质。目前已经得到共识的PBL狭义解译是"问题导向学习"，这种学习模式更侧重于提高学生应对生活中各种问题的能力；包括了，但不仅是知识和技巧的灌输。PBL中的"问题"就是将生活情境组成的案例作为学习的载体平台，可见，有效的教育策略应该与生活建立联系，所以将PBL翻译成"案例导向学习"也许更为妥切。事实上，"案例导向学习"在临床医学又很可能（事实上经常）被误解为对临床教学的病历的教学 / 分析 / 简报的学习（case-based learning）。更令人诧异的是，有人把 PBL 翻译为"问题导向教学法"，将 learning 诠译为 teaching（教学）。这些过于粗浅、狭义、缺乏深思的翻译，加上因为理念的偏差而产生的带有复杂后续性困扰的多种混杂式 PBL（hybrid-PBL）造成 PBL 理念的混淆与误解现象，像病毒般严重扩散。综上所述，要了解并真正做好 PBL，第一步必先正其名，然后才能思其义。

三、PBL 的叛逆性：反传统行为

PBL 是以学生为中心（学生对自己的学习规划负责），异于传统的以教师为中心（教师是学生汲取知识的源泉）。在学习的领域里，PBL 注重学习的过程（如何学及为什么学），而传统注重学习的内容（学什么及学多寡）。因此，PBL 的精神在于自主学习，而传统专注于促使被动学习。PBL 以小组讨论为学习形式，而传统则以大堂授课为基磐。PBL 以反馈为改善学习过程的评量理念打破了传统的科举考试制度遗留下来的弊端。在课程的规划上，传统式的教育理念只能组合（拼凑）科系和内容，而不能像 PBL 能统整（融合）多元化的观念与知识。不同于传统形式的推广教育或在职教育那种"终身受教"的被动学习，深入贯彻 PBL 的自主学习，不仅能达到终身学习的目的，还能升华至全人教育的境界。传统被动教授方法已属落伍，不能与现代的社会形态意识接轨，罔论在国际学术人才培育市场上激烈的竞争。PBL 的精神主轴在于"以学生为中心"的自主学习，教育若以"学生为中心"作为风向标，其实施才有可能达到学习自主化、生活化、全人化与整合化的成效。在这个信息爆炸、知识日新月异、学海无涯的时代，传统式的大堂课教学局限于教授古今知识作为学生知识的来源，以此来应对未来的概念已全然落伍并与现今的社会意识形态脱节。若未经过正规的 PBL 洗礼，有可能出现尽管老师明白在 PBL 的环境里应秉持"以学生为中心"并让学生"自主学习"的原则，不应授课教书，但一些欠缺经验的老师却会完全不言不语，让学生"天马行空"或"放牛吃草"，漫无目的地高谈阔论；或者有些老师让学生在固定的自修课（self-study）上阅读指定或分配到的教材或学习目标（这是老师主导的 directed self-study/learning），这也扭曲了 self-directed learning（学生团队自行主导学习，简称为自主学习）的真正意义。总而言之，在整体的近代教育理念中，PBL 是一个典型的反传统教育理念。

四、PBL 的发展史：跨越时与空

毫无疑问，在百年传统教育文化的笼罩下，PBL 反传统的教育理念需要经过千锤百炼的考验，才有出头的一天，这也反映出 McMaster 大学在医学教育创新过程中所经历的困难与辛酸。但是这一切也印证了一条不变的真理——只有懂得前瞻、勇于挑战、无惧失败的人或机构才能不断地创新、坚定地领导并推动一个新的纪元。McMaster 大学继 1965 开始策划 PBL 医学教育课程并于 1969 年正式实施后，经过不断地反思、修正及改善，于 1992 年又创建了举世皆知的循证医学（evidence-based medicine，EBM）。2004 年，在评价领域建立了以 OSCE 为架构的微站面试（multiple mini-interview，MMI）进行医学入学录取考试，以及测试个人医学知识进展的评价法（personal progress index，PPI），且均得到医学界的广泛采用。不难看出，PBL 的发展是不进则退的，也是与时俱进的。

McMaster 大学创立 PBL 以后，在十年孤独漫长的岁月中没有一所加拿大的医学院跟随 McMaster 大学的步伐，即使在美国，愿意试行 PBL 的大学也仅有 New Mexico 大学，在欧洲则以 Maastricht 大学为首，在澳大利亚则是 New Castle 大学尝试实施 PBL 课程。直到 1980 年医学教育改革之风才开始横扫欧美各国；20 世纪 80 年代，随着 PBL 研究文献的增多，PBL 逐渐受到关注并且快速席卷欧美，甚至冲击了当时世界级的大学龙头——哈佛大学。1985 年，哈佛大学医学院在 PBL 的理念基础上创建了"新途径课程"（New Pathway Curriculum），成为混杂式 PBL 课程的典范 [即在传统以教师为中心的课程（lecture）中注入 PBL 的理念及小组讨论的方法]。

夏威夷大学医学院继哈佛大学后，在 15 个月之内由传统的医学课程改革成 hybrid-PBL 课程（请注意：与 McMaster 大学始创的 PBL 课程理念不同，大部分现行的 PBL 课程均是混杂式的 PBL 模式，这种模式中对学生自主学习的分量、方式、流程、评价及 tutor 师资的规定都参差不齐。由于在教育文献中对 PBL 没有一个中肯的定义，因此也形成了分析 PBL 实施成效研究的一片灰色地带）。值得注意的是，夏威夷是东西方文化的重要融合点，很多 PBL 的理念与实务是从这里传入亚洲的。

英国医学总会于 1993 年发布了一本称之为 *Tomorrow's Doctor*（明日医生）的教育白皮书，其中述及传统医学教育的种种弊病并提出具有针对性的改善方案，包括了 PBL 的学习态度（自主、自动、自律）及情境化的学习平台。这份白皮书在 1998 年被重申其重要性并回顾其影响力。它不仅刺激了英国高等教育界，也影响了一些过去以华人为主的英国殖民地（如香港、马来西亚及新加坡）的医学教育界。

两岸学术界对 PBL 的接受始于千禧年后，间接反映出中华教育文化存在墨守成规的保守特质。

五、PBL 的心头结：束缚下求变

PBL 理念突显了传统教育弊病的思维表现，而墨守成规的传统教育思维却又成了 PBL 理念的绊脚石，两者相互纠缠，最终形成了"心结"。由于 PBL 引发了对近代高等教育在根本理念上的反思，才会给全球的高等教育界带来无比巨大的冲击，让传统教育的盲目卫道者产生失去立脚点的恐慌。毫无疑问，要能够接纳 PBL 的理念必须舍弃一大部分近代传统教育的弊病，否则，PBL 的实施就会潜藏"挂羊头卖狗肉"的危机，成为一个带着"PBL 方法"面具而骨子里却流淌着"传统思维"血液的教学模式。混杂式 PBL 受国内外不少大学和医学院的青睐，因为一些 hybrid-PBL 仅是在依然庞大的传统制度下的一小撮课程 / 科目，是一种比较容易被接纳、能顾及两端的模式，但也很容易受根深蒂固的传统教育思维的牵制而无法推陈出新。这种"变"较容易被看到，却经受不住时间的考验，因为这种 hybrid-PBL 显示的"变"只是表面形式上的变，而不是内在实质上的变。近十年来，亚洲各国高等教育改革犹如雨后春笋，大学评估认证亦推展得如火如荼，因此很多大学在这近十年间不约而同地试行 PBL 也许并不是巧合。若大学或医学教育认证促使了对 PBL 的认同，这种认同就代表了酶促反应的"外源动机"（extrinsic motivation），即使是因为外源动机驱使而实施 PBL，也还是很有可能通过尝过了 PBL 的"清泉甘露"而激发了"内源动机"，所以采用混杂式 PBL 作为衔接过渡手段也未尝不可。这种转型（transformation）往往会在 3~5 年内发生，而且政策上也会跟着有震撼性的正面改变。倘若是仅流于形式的表面功夫，即使实施十年 hybrid-PBL 也不会使学生的学习态度或成效产生显见的成果。

传统教育之所以被称为传统，就是因为它不愿改变创新。历史很清楚地告诉我们，我们终其一生都在学习应变；我们的生死成败都与"变"息息相关。中华民族的传统中不乏优良的文化，但也隐藏着不少顽固的封建迷信和老旧思想。这些"旧"文化犹如沉甸甸的石头，在漫长的岁月中为传统筑成了难以穿透的铜墙铁壁。所以，突破传统是一条铺满荆棘的路，那些倒在这条路上的传授者们往往把自己教化学生之无能与无奈怪诸学生本质及中华文化，见怪不怪但也令人唏嘘。大部分的大学老师需要被重新打

造或培训，因为大学老师从来没有受过教育专业的培训，仅知传承过去"被教"的传统方法去"授教"。近几年来，各所大学都设置了教师成长中心（center for faculty development，CFD）或类似的机构，虽未臻完善但日渐成熟。

教育的工作是要由人性化的互动去催化智能的汲取与建立，电子计算机的惯性操作无法取代人脑心智的判断。例如，近年来盛行的一些e-PBL应用过分专注于e-化的手段，忽略了人与人的互动与沟通；就像是医疗行为应当结合患者的身心生活与感受去"医人"，而非动辄依靠科技仪器来"医病"。科技是达成教育目的（基础与临床）的种种工具之一，若不善于运用，以机械式的科技逻辑去作为教育与医疗的主流策略，则可能会影响学习者的自主性的思维及人性化的判断。

教育的成果，不能腐朽庸俗化、无意义地数量化与虚表地时尚化。

六、PBL的前瞻语：为卓越奋斗

普及教育是为了造福群众，精致教育是为了培养精英，前瞻教育是为了迈向卓越。达到PBL的普及性，精致性及前瞻性尚有一段漫长崎岖的路要走。PBL的沿革已经迈入了一个缓慢的历史流程。采纳、坚持及永续PBL教育主要的绊脚石是源自传统教育根深蒂固的弊病。若对PBL理念一知半解，自以为是，又会陷入传统教育思维的泥沼，甚至无法自拔。教育的目的若没有清晰的理念来指引流程，目标靶向就不够明确，教与学很可能变成无的放矢，建立不了预期的成效。PBL的理念有很明确的发源地及产生的历史背景缘由去支撑，其教育成效亦有多元化教育研究的实证及时间的考验。PBL可以说是当今高等教育黑暗路途中的明灯。

以下各部分代表本医学院老师在黑暗的PBL探索旅程中所点燃的明灯。

关超然

第二部分　学生学习策略

一、理念与心理建设

1. 必须明确知道自己才是学习主体，必须对自己的学习负责，转变被动学习习惯和观念。

2. 明确 PBL 是一种主动和自我引导学习，从中养成愿意学习与终身学习的态度和能力。

3. 建立自信，相信自己能胜任主动获取知识并自我建构知识，明确小组老师不再是唯一资料库和知识库，也不必非听从小组老师指示和解答不可。

4. 接受并包容他人的批评。

二、明确责任与态度

1. 清楚自己的责任与任务，完成指定作业。

2. 不干扰教学过程。

3. 清楚、平实地陈述自己观点，避免表达方式粗暴、傲慢无礼和盛气凌人。

4. 主动参与并鼓励他人参与讨论。

5. 聆听他人意见，不随意打断他人。

6. 不断自我反思，质疑知识，求证知识。

7. 促进他人学习。

8. 持续付出努力，整个学习活动过程中要充分发挥主动性、自主性和创造性。

三、问题发掘与提出

1. 养成思辨习惯，确认已知知识，所有"未知"都可能是值得探讨的问题。

2. 提出的问题应围绕和聚焦主题，亦可适当提出其他更多衍生与相关问题。

3. 分析问题，并归纳出相关的观念、原理和可能机制。

4. 确定解决问题所需的知识。

5. 通过相互讨论，遵照知识与能力构建重要性对欲探索的问题进行排序，列出学习目标。

6. 合理安排和控制时间。

四、资料收集和整理

1. 须知并无提供给所有要解决问题的详细参考资料，PBL 的重要部分是必须发挥自己的技能去有效获取学习资源。

2. 选择适当的学习资源（包括数据库、书籍、期刊、光盘、视频与音频资料、网络、专家的指教），合理、有效地利用学习资源。

3. 有目的地查询资料、整理资料和仔细分析资料。

4. 整合新旧知识，并应用于解决问题上，看有多少问题能得到合理解释，看还有什么没有学到，所学能否应用到其他问题上，尽可能把所学做一总结。

附 1. 循证医学（evidence-based medicine, EBM）证据的分级

证据	等级	可靠性
专家意见、描述性研究、病例报告	V	可靠性最差，仅供参考
无对照系列病例观察	IV	可靠性较差，可供参考
有对照但未用随机方法分组的研究；病例对照研究和队列研究	III	有一定可靠性，可以采用
单个大样本随机对照试验结果	II	有较高可靠性，建议采用
收集所有高质量随机对照试验后作出系统评价或 Meta 分析结果	I	可靠性最高

附 2. 检索循证医学证据时选择数据库的步骤

1. 循证医学证据检索重点是各种数据库。

2. 根据临床问题选择相关最佳数据库，如评价干预措施疗效首选 Cochrane 图书馆（Cochrane Library）。

3. 检索二次研究资源（secondary sources，secondary journals）数据库，如 Evidence-Based Medicine、ACP Journal Club、Bandolier 等。

4. 检索经筛选或评价、收集随机对照试验或对照临床试验记录数据库，如 Cochrane 临床对照试验中心注册库（简称 CENTRAL 或 CCTR）。

5. 检索书目数据库，如 MEDLINE、EMBASE、中国生物医学文献数据库（CBMdisc）等大型、检索途径丰富的生物医学数据库。

6. 检索高质量原始研究文献期刊，如 *Lancet*、*BMJ* 和 *JAMA* 等综合性医学期刊和临床问题所涉及的相关专科期刊。

7. 检索临床实践指南，如 National Guideline Clearinghouse（NGC）等。

8. 检索高质量证据资源网站，如 SumSearch、TRIP 等；通过高质量搜索引擎检索相关数据库，如对 OMNI 进行检索等。

五、资源共享

1. 确认所提供资料的科学性和客观性，共同讨论及评估资料的来源及正确性，避免无效资讯干扰。

2. 简洁精准地提供个人所获得的知识，与同学分享，避免出现系列小型讲座。

3. 客观聆听同学所提供的资源信息，接受和肯定他人贡献，并思辨、质疑和求证。

4. 应针对不同论点，利用合适的参考资料，表达个人意见，以促进对某一问题的深入了解。

5. 积极提问以推动学习进程，体现 PBL 的团队合作型扩展性学习精髓。

黄展勤

第三部分　团队中不同角色的作用

采用小组讨论形式进行 PBL，并不是少数人凑在一起进行普通集体学习，而是一种问题导向式学习形式。这一学习形式的核心精神是各小组成员要团队互助，形成共同学习、共同进步的团队意识。团队中不同成员，包括小组老师、组长（可不选）、记录员和各普通组员，只有尽力发挥好自己的角色，并相互配合，PBL 才能有效地进行。下面是小组各角色的基本作用。

一、小组老师

每位小组老师会以尊重学生的态度，以帮助学生在团队中建立自信与积极发言，推动 PBL 讨论有效进行为宗旨。在整个过程当中，小组老师并不主动提供给你们或被动回答你们有关的知识或观点分析，也不会对同学的观点进行点评，更不会参与到学生 PBL 讨论当中。他只是作为一位 PBL 讨论旁观者、监督者和评估者。学生对于问题疑惑，对于未知知识，不应期待小组老师给予回答。学生必须通过自行搜集数据、相互研讨而达成共识、提出学习目标，并通过团队协作来解决问题。

二、小组组员

（一）PBL 课堂讨论

1. 提前到达小组讨论教室，准备教具，安排座位（通常可以按名单先后顺序安排座位，有利于小组老师认识和评价学生）。

2. 清点组员，自我介绍，在小组老师安排下，推选记录员和进程监督员，并参加讨论。

3. 各组员有义务逐段朗读并熟悉本次主题及内容。

4. 各组员需要就案例内容进行独立思考、分析，并积极参与讨论（包括积极提出问题、回答问题等）。

5. 组员有责任对其他同学的汇报进行点评、讨论，并引导较少发言者发言。

6. 讨论方向掌握：各组员有责任相互纠正偏离主题的讨论。

7. 各组员需要诚恳地接受他人的建议和批评，如果出现分歧，要注意态度，注重有效讨论，避免争执。

8. 课上互相观察，学习他人，给他人一些反馈和行为交流。

9. 控制讨论流程与时间（可以安排一位同学掌控时间和讨论进程），掌控进程的同学需要有一个讨论流程来监督整个讨论的进行，必要时给予提醒。

10. 由于缺乏组长，因此各组员本身要积极主动地、适时地归纳各组员观点并导出学习目标与结论。

11. 各组员均应自行分配及协调资料收集及报告。

12. 各组员有责任汇报个人资料搜集情况并发表观点。

13. 组员主动从小组老师处获得、发放和收回学生自我评价表、相互评价表以及小组老师评价表。

14. 各组员总结本次讨论结论、各位组员表现。

（二）记录员

记录并汇总大家所提出的问题，记录员本人也要参与到 PBL 讨论、资料搜集等中，发挥普通组员的作用。由于记录员可以有机会面对各组员，同各组员交流会更多，因此，讨论过程中，可以提醒状态不佳的组员及时参与讨论。反馈阶段也可以提供更多组员表现的信息，以帮助其他组员更好地参加 PBL 讨论。优秀记录者要求文字清晰，简洁连贯，排版之前对整个内容有总纲。为让大家都能通过记录员得到锻炼，每次讨论最好更换记录员，小组组员在各次 PBL 讨论中轮流担任。

（三）PBL 讨论后的资料搜集、汇总和整理

课后以小组形式查文献，以小组为单位活动，不应分工；不同人查阅检索能力不同，有强项的同学相互介绍经验。

资料收集后共同讨论及相互评估数据来源及准确性。第二次讨论前就学习目标初步达成一致。

小组组员角色技巧提示：在没有小组组长的 PBL 讨论中，最关键的是各组员要相互激励，以良好协调的状态组成团队，学习中发挥互助合作及团队精神，并在团队中发挥积极作用。

1. 相互鼓励，各组员要充分发挥自我意识、增强自信、独立收集数据、提炼出讨论论点，而后共同制订学习目标。

2. 各组员均对 PBL 讨论有使命感，均应具有一定责任与权利，促使小组成员组成团队，发扬互助合作及团队精神，发挥责任感共同携手向前。

3. 及时检讨反馈，相互促进：在讨论结束后，小组成员对当次讨论中小组老师、记录员及成员之间的表现互评与鼓励，以增加彼此间默契，并填写学生自我评价表与相互评价表，使下次讨论成效更好。

李冠武

第四部分　PBL 的流程与步骤

经典单一案例 PBL 课（两幕）在 2 周内分次实施：每周安排 2 次讨论，分别安排在周一和周四（或周二和周五），每次时长 2~3 小时。

PBL 基本流程与步骤简介如下：

1. 参与小组老师和学生轮流自我介绍（1 名小组老师，6~10 名学生）。

2. 小组老师简单讲解 / 复习 PBL 基本程序、规则和方法。

3. 由学生选出 1 名记录员（原则上由组员轮流担任），记录的同时参与讨论，在白板上呈现并初步整理讨论内容。

4. 小组 PBL 步骤：详见下表。

5. 评价与反馈：包括学生对自我、其他学生、带教小组老师和 PBL 过程的评价与反馈，以及小组老师对学生和 PBL 过程的评价与反馈。

评价与反馈环节至关重要，无论时间是否超时，这个过程都不可省略，在 PBL 课程结束之前一定要执行此环节的活动。

6. 如时间充裕，由小组自行决定是否进行总结环节，即简要总结学习成果，回归并审视案例问题，明确问题解决成效。

进　程	目　的	步　骤
第 1 次讨论	发现问题，设定目标，制订时间管控方案	1. 研读案例，归纳事实，澄清概念，找出线索 2. 列出并明确要探讨的问题（需达成共识） 3. 就问题进行头脑风暴（基于现有知识和认知进行讨论） 4. 分析问题，提出并最终整合形成用于解释问题的假说 5. 围绕假说，明确学习议题 6. 讨论已有知识是否足以解决所列问题，以此确定尚待学习的范围 7. 回顾步骤 4~6，共同制订出明确、具体、相关、预期能够实现的学习目标，并按重要性依次排列

（续表）

第1和第2次讨论之间	查证，研读，分析，求解	8.小组成员各人自行搜集资料和信息，每个成员的学习任务应覆盖与学习目标相关的全部议题，避免以省事省时为动机的任何形式的任务分配和包干行为
第2次讨论	分享，求证，讨论，批判，总结	9.将个人学习成果（信息来源和内容）在小组内以口头讲解配合白板书写的形式呈现，并进行互动性讨论，包括分享困难、寻求解决 10.小组通过团队合作，尝试应用所学新知识共同解决或分享第1次讨论所设定的问题及相关探讨

龙　廷

第五部分　PBL 实施中的评价与反馈

PBL 强调以学生为中心，注重学生学习过程，目标是培养学生主动学习、终身学习能力。学生要对自己的学习过程及结果负责。因此，PBL 评价方式也必然异于传统以知识考核为主的终结性评价模式。PBL 更注重小组讨论课结束后的即时反馈，为学生提供改进其个人行为和态度最有效的意见和建议。

一、形成性评价和终结性评价

形成性评价和终结性评价是两个重要的概念。传统教育常用以笔试为主的考试形式，以此将学生学习成果优劣进行分类，便于施教者判断或奖惩，此种评价形式称为终结性评价。终结性评价的目的是对学生学习成果进行判断。PBL 采用多元化形成性评价模式，其目的是帮助学生改进学习过程。诚如每次 PBL 小组讨论后学生自我以及对组内同学口头评价、小组老师给学生即时口头反馈等，都可以帮助学生认识和保持自己学习过程中的优点，发现不足，并利用小组老师在即时反馈中提供的建议改进学习方法，调整学习方向。

二、PBL 中常用的面对面即时反馈、评价表的应用

1. 形成性评价之一：即时口头反馈

（1）目的：帮助学生、小组老师发现自己的长处和短板，指向性地扬长避短，积极地优势互补。

（2）形式：每次 PBL 小组讨论结束前，都需要利用 10~15 分钟时间进行学生对自我、组员、小组老师及小组老师对组员的面对面反馈。

该反馈也可以利用评价表进行（自我评价、同伴评价、小组老师评价学生、学生评价小组老师）。不过常因为时间紧迫，在讨论结束后行即时口头面对面反馈。

（3）反馈技巧

1）口头评价注重客观性观察，而非基于主观性推论，注重使用描述性语言而非判别性词句。无论正面还是负面评价，都要根据评价者（小组老师或其他指定人）观察到的场景，引用被评价者的语言，有针对性地进行评价。

2）多使用正性语言进行评价。

3）分享经验，避免说教。

4）尽量以各种数据／证据示人，不宜用解答或解决方式。

5）反馈内容要对被评价者有所裨益，而非反馈者的个人情绪发泄。

6）给予对方的建议应充分考虑对方能够接受的程度。

7）应适时适地提出反馈，以减少个人伤害。

8）反馈时宜着眼于"对方所说"，而非"为何而说"。

小组老师应特别留意学生间相互评价与反馈时所持的态度，及时善意地纠正不适当的行为、语言及态度。

2.形成性评价之二：PBL评价表（表1～表3）

（1）目的：在即时反馈前形成系统评价，保留资料以形成学生学习档案，也可形成量化测量参数，用于未来终结性评价。

（2）形式：可以在每次PBL结束前进行；也可在课后填写网络评价表（非即时反馈，效果略逊）。

（3）注意事项

1）如果需要为终结性评价提供参数，学生应该提前知道评价方法。

2）应进行阶段性总结并为学生提供相应阶段性反馈，帮助学生认识自己的优点，知晓急需改进的方面。

3）基于不同目的和使用便利，形成性评价和终结性评价两者可结合使用。

4）评价表填写比较费时，学生若无耐性或不负责任填写，会影响评价信度和效度。因此，评价表需谨慎设计。

5）评价分数要赋予整数值。

表 1 PBL 学生评价表（教师版）

班级 _____ 小组 _____ 小组老师 _____ 日期 _____

评价项目	学生姓名							备注
1. 参与程度								
2. 发言有效性								
3. 团队合作及沟通能力								
4. 资料准备								
5. 领导力 / 同理心								
总分								

总体反思

优点：

缺点：

建议：

附：评价项目细则（计分均为整数）

项目	0分	1分	2~3分	4~5分
1.参与程度	缺席	无：出席但完全/几乎没有参与讨论	参与：但非主动，在同学或小组老师的暗示或督促下参与	积极参与：主动分享自己的观点，积极补充同学发言，观察组员行为并提出反馈
2.发言有效性	缺席	无：附和其他同学，没有个人观点，发言少	一般：发言简洁度、完成讨论目标能力不足；或仅复述资料，缺乏个人观点陈述；对他人发言无法提出意见和建议；对推动小组讨论进程缺乏帮助	有效：发言简洁，目标明确；对其他组员发言能提出个人意见或补充，提出的观点可以积极推动小组讨论进程；能够对组员提供有效反馈
3.团队合作及沟通能力	缺席且没有参与课前小组准备活动，由小组同学界定	差：参与课前的小组准备活动，课上没有有效互动、合作	一般：课前、课上比较积极地参与小组讨论和活动；组员与其相处比较愉快	好：在讨论陷入困境时能够协调组员找到目标、摆脱困境；有明确的小组目标并为之服务；组员对其合作能力评价高
4.资料准备		简单：复制和复述；资料来源缺乏可靠性	归纳总结：进行了资料整理，分析了各类资料的可靠性并有所选择	内化：资料来源可靠，发言时可以脱稿、画图演示
5.领导力/同理心		无：出席但没有表现出领导力或同理心	有：时间控制好；明确小组目标，并提示组员注意讨论进程；主动提出与"社会""行为"相关的学习目标；对案例所描述情境可以"将心比心"地进行分析	优秀：有明确的团队目标，在关键时刻引领任务进程；组员对其领导力评价高；对案例中患者所处境地进行换位分析，并积极寻找资料、提出有效解决方案.

表 2　PBL 小组老师评价表（学生版）

班级 _____　小组 _____　小组老师 _____　日期 _____

序号	项目	（1）非常同意	（2）同意	（3）无意见	（4）不同意	（5）非常不同意
1	小组老师清楚本案例学习目标并有意识地引导学生完成					
2	小组老师通过问题引导学生进行逻辑性、批判性思考					
3	小组老师常用鼓励性话语激发学生探索知识的兴趣					
4	小组老师表现出良好的职业素养，包括着装、言谈、伦理等					
5	小组老师能够给予学生有效、具体的反馈，帮助学生认识自身优点和改进点，并指出改进学习的方向					

请提供您对小组老师其他的建议事项或意见：

1. 主要优点有哪些?

2. 主要缺点有哪些?

3. 下次小组讨论您认为小组老师应该做些什么或不做些什么，以便加以改进?

表 3　PBL 讨论学习评价表（团队及自主学习的反思与互评）

班级 _____　　小组 _____　　小组老师 _____　　日期 _____

序号	项目	（1）非常同意	（2）同意	（3）无意见	（4）不同意	（5）非常不同意
1	本组同学参与度良好					
2	同学之间互动良好					
3	本组讨论之进行流程顺利					
4	讨论内容有系统性、组织性并充实					
5	本组同学均认真搜集资料					
6	同学们的学习兴趣高昂					
7	本组同学大多能达到预定学习目标					
8	对学习方法、思维能力培养有帮助					

1. 您认为自己在本案例讨论中：
　（1）最突出优点和能力各是什么？
　（2）与上个案例比较哪些方面已有实质性改进？哪些还需改进？

2. 您认为哪位 / 几位组员最值得钦佩？最值得钦佩的地方是什么？

3. 您认为哪位 / 几位组员还需要帮助？需要帮助的地方是什么？

林常敏

第六部分　学生在 PBL 学习中的常见问题与解决建议

问题 1. 发现我们这组有同学迟到或不认真准备资料，导致其他同学讨论时比较辛苦，该如何处理？

建议 1：请迟到的同学解释迟到原因，以平和的方式告诫他下次要留意约定时间。

建议 2：大家可以有意识地创造条件让准备不足的同学也能主动参与讨论进程，促进他对小组作出贡献，例如激发他在分享与讨论过程中主动提出问题和质疑，请他帮助整理归纳学习成果等。

建议 3：在自评和反馈环节，请他说明本次自主学习的时间安排和学习成效，向他提出下次改进的建议。（龙廷）

问题 2. 小组老师是该案例内容方面的专家，有疑虑时可以请他回答吗？

建议：小组老师有些是该案例内容方面的专家，有些不是，有疑虑时可以请教他，小组老师自然会处理。大部分（负责任的）小组老师会考量 PBL 精神再做决定，如指导学生怎样到专业网站检索以解惑，不推荐直接给答案。如果学生有问题，小组老师必答，这就陷入传统教学一问一答的误区，造成学生对小组老师的依赖性（被动性）。（李伟中）

问题 3. 小组老师介入时犯了一些资讯上的错误，该纠正他吗？

建议：小组老师和同学都是组员，小组老师也会犯错误，所以要相互尊重、相互纠正。小组老师介入时犯了一些资讯上的错误，同学可以委婉地告知所查资料内容与小组老师所言差异之处，但不需要追根究底证明小组老师是错误的。小组老师若知道自己犯错，也应该有师者风范、有则改之。（辛岗）

问题 4.PBL 案例让我们觉得老套又没有讨论空间，可以及早结束讨论吗？

建议：如果案例真如同学所说老套而没有讨论空间，那就真该换一个案例了。当然，案例都是经过专家审核，并在同学中试用才确定使用的，所以是有意义的。其实，只要小组老师引导得当，学生在下课后常常还在不断争论、分享。之所以有时不知讨论何种话题，是因为他们大多在讨论中过分关注专业知识或者临床疾病诊断和治疗，而往往忽视"群体－社区－制度"及"行为－习惯－伦理"两个方面内容，这就要求小组老师根据"教师指引"要求，适时给予正确引导、启发，让学生从 P（population）、B（behavior）、L（life science）三个方面进行更深入的讨论，培养学生自主探索的学习精神。（吴丽萍）

问题 5. 小组老师介入过多时该如何反应才能让他知道？

建议：在进行反馈环节，首先对小组老师的付出表示感谢，然后诚恳表达希望小组老师在下次课程中让学生主导小组学习与讨论。（黄展勤）

问题 6. 该案例结束后仍有疑问，该向谁求助？

建议：在案例分享过程中会发现一些新的疑问，对于这些疑问，如有需要，我们可以继续讨论以形成新的学习目标，在课后继续进行资料查找和学习。在分享结束后的学习过程中，也可能遇到一些个人新发现的问题和疑问，你同样可以自我形成学习目标，进行资料查找和学习。当然，这些新的学习目标，我们没有安排同学们再次聚集在课堂上讨论，但如果你觉得必要，可以联系同学，进行线上或面对面讨论和分享，这也是 PBL 所倡导的自主学习精神。当然，如果你们的学习和讨论不能解决悬而未决的疑问，请教学长和相关导师也是一种途径，但你们需要确保自己没有过分依赖该途径。（王革非）

问题 7. 同学收集的资料与我收集的不同时，该如何认定谁的才是正确的？

建议：首先应明确彼此资料的来源，对于不同资料可信度进行大致界定，应以来源于教科书及权威学术性期刊资料为主，其他网络资料为辅。其次应进一步讨论不同资料是否是从不同侧面对问题进行解说，而并非"孰对孰错"。同时，也应在讨论过程中关注是否对资料解读存在人为误解。（吴凡）

问题 8. 讨论的时候有部分同学针锋相对，火药味很重，我要怎么办？

建议：首先，尽量不要依赖或求助小组老师来解决问题，尝试组员自己解决内部矛盾。PBL 鼓励大家发表不同意见，但也需发扬求同存异的民主精神，不搞小圈子，不搞对立。我们可以对发生争执的同学说："这个问题既然大家有不同意见，那我们回去查阅参考文献，下次再来讨论吧。" 以此来缓解矛盾，切勿在此时言辞激烈地支持某一方而激化矛盾。如果组员仍无法调解矛盾，可向小组老师征询解决意见。（彭青）

问题 9. 讨论时若发现有些同学不够积极，该如何处理？要纠正吗？

建议：需要适度纠正。

（1）邀请"不积极"同学阐明自己对所讨论问题的观点（在陈述阶段，发现其"不积极"的原因）。

（2）邀请其他组员对"不积极"同学所发表的观点做出一定阐述与反馈，分析"不积极"同学论点对解决问题所做的贡献，并分析异同（互动阶段，增加组员间交流）。

（3）继续利用小组团队力量去正面影响他们，使其积极参与讨论。（张国红）

问题 10. 收集资料时，是我们每个同学都要搜集完整资料，还是分工协作搜集资料呢？如果是分工搜索，资料如何分享？

建议：收集资料不采取分工协作方法，每位同学都要搜索不同主题的资料，并进行汇总。在 PBL 讨论之前，相互分享资料，并准备就自己的资料进行总结，在讨论时发表观点。分享资料可以通过网络、打印等多种途径进行。（李冠武）

问题 11. 在讨论中，有时候会谈到大家都非常感兴趣的事情，但和主题关系不大，小组老师（或小组组长）见大家热情高涨，也未打断，这个时候组员该怎么办？

建议：这是讨论中经常遇见的问题，组员需要对这样的问题委婉地打断或者谈及某个主题，将现有话题自然岔开。（李冠武）

第七部分　PBL 常用资源

一、中文参考书

1.关超然，李孟智.问题导向学习之理念、方法、实务与经验：医护教育之新潮流.北京：北京大学医学出版社，2015.

2.黄钢，关超然.基于问题的学习(PBL)导论：医学教育中的问题发现，探索，处理与解决.北京：人民卫生出版社，2014.

3.徐平.PBL 我们的思考与实践.北京：人民卫生出版社，2015.

二、英文参考书

1. Amador JA, Miles L., Peters CB. The practice of problem-based learning: a guide to implementing PBL on the college classroom. Bolton, MA: Anker Publishing Company, 2006.

2. Barrows HS, Tamblyn RM. Problem-based learning: An approach to medical education. New York: Springer, 1980.

3. Barrows HS. How to design a problem-bases curriculum for preclinical years. New York: Springer, 1985.

4. Davidson JE, Sternberg RJ. The psychology of problem solving. Cambridge: Cambridge University Press, 2003.

5. Lambros A. Problem-based learning in middle and high school classrooms: At teacher's guide to implementation. Thousand Oaks: Corwin Press, 2004.

6. Ronis DL. Problem-based learning for math & science: Integrating inquiry and the internet. 2nd ed. Thousand Oaks: Corwin Press, 2008.

7. Savin-Baden M. Problem-based learning in higher education: Untold stories. Philadelphia: SRHE and Open University Press, 2000.

8. Savin-Baden M., Wilkie K. Challenging research in problem-based learning. Berkshire: Open University Press, 2004.

9. Savin-Baden M., Howell Major C. Foundations of problem-based

learning. New York: Open University Press, 2004.

10. Savin-Baden M., Wilkie K. Problem-based learning online. New York: Open University Press, 2006.

三、网站

1. http://cll.mcmaster.ca/resources/pbl.html

2. http://cmucfd.cmu.edu.tw/pbl_01.html

3. http://www.studygs.net/pbl.htm

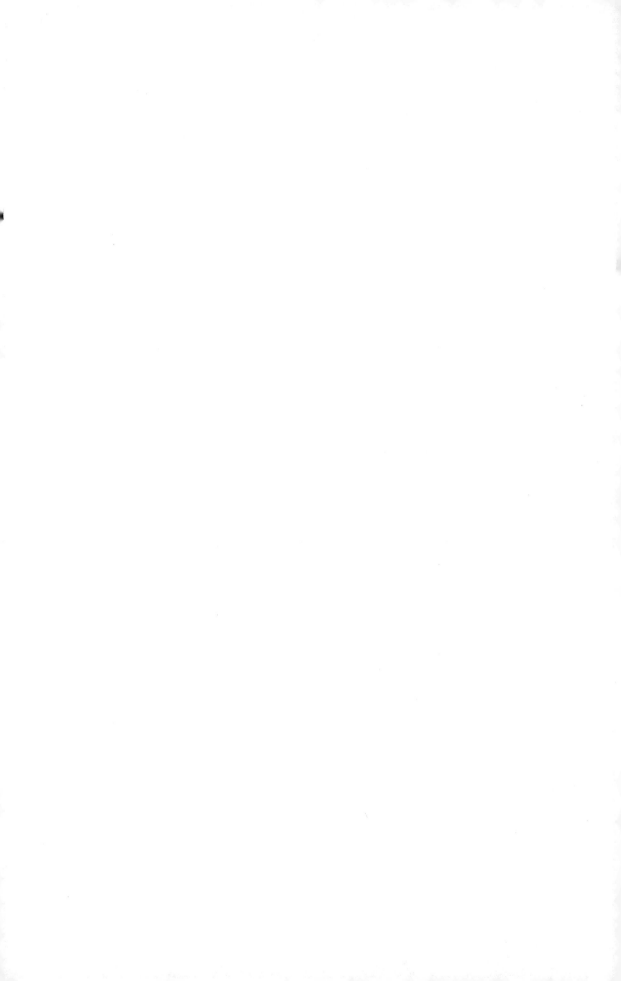